DE QUELQUES ACCIDENTS

DE L'EPILEPSIE

ET

DE L'HYSTÉRO-ÉPILEPSIE

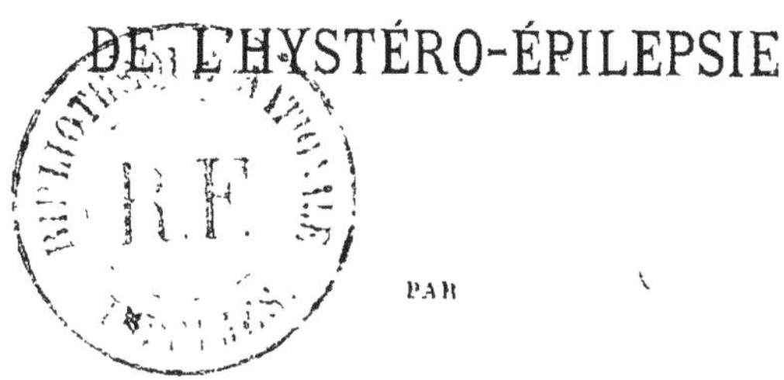

PAR

Emilie BOVELL,

Docteur en médecine de la Faculté de Paris.
Médecin du nouvel hôpital des femmes, Londres,
Membre honoraire du collége de la Reine, Londres.

PARIS

A. PARENT, IMPRIMEUR DE LA FACULTÉ DE MÉDECINE

31, RUE MONSIEUR-LE-PRINCE, 31.

1877

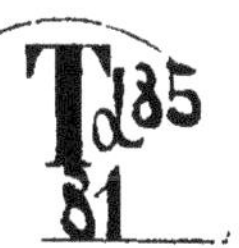

DE QUELQUES ACCIDENTS

DE L'EPILEPSIE

ET

DE L'HYSTÉRO-ÉPILEPSIE

PAR

Emilie BOVELL,
Docteur en médecine de la Faculté de Paris,
Médecin du nouvel hôpital des femmes, Londres,
Membre honoraire du collége de la Reine, Londres.

PARIS
A. PARENT, IMPRIMEUR DE LA FACULTÉ DE MÉDECINE
31, RUE MONSIEUR-LE-PRINCE, 31.

1877

A mon Président de thèse :

M. LE PROFESSEUR VULPIAN

A mes Maîtres et à mes Camarades dans les hôpitaux de Paris.

Souvenir des bonnes années que j'ai passées auprès d'eux.

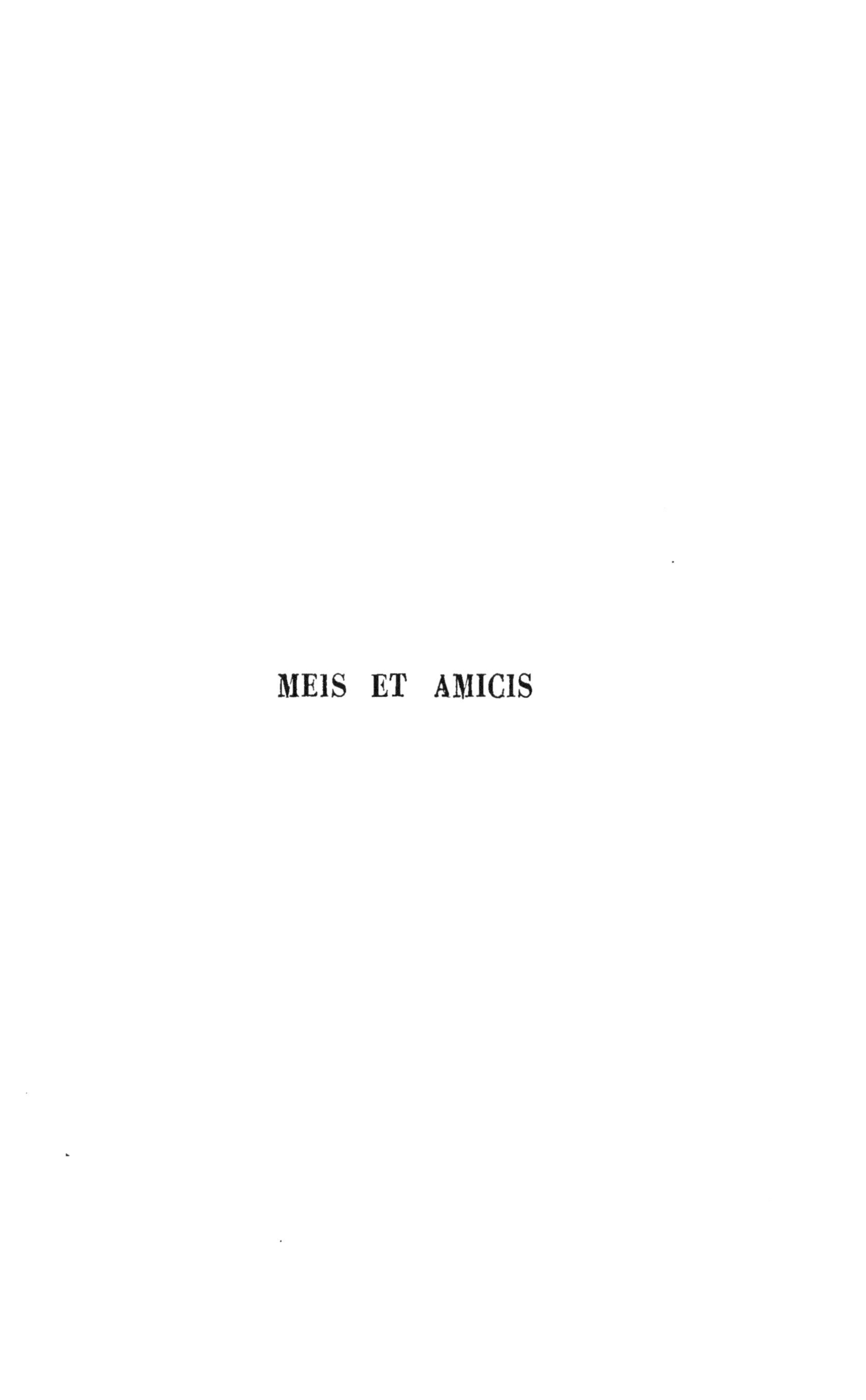

MEIS ET AMICIS

DE QUELQUES ACCIDENTS

DE

L'ÉPILEPSIE

ET DE

L'HYSTÉRO-ÉPILEPSIE

AVANT-PROPOS.

Divers auteurs, dans ces derniers temps, ont signalé, à la suite de lésions (traumatiques ou autres), de l'encéphale ou du bulbe, des congestions, soit périphériques, soit viscérales, qui siégeaient dans la grande majorité des cas, du côté opposé à la lésion.

Les physiologistes expérimentateurs ont vu des phénomènes semblables chez les animaux.

D'autres observateurs ont constaté des congestions analogues chez des femmes hystériques.

Nous nous proposons aujourd'hui d'appeler l'attention sur des accidents de même ordre qui se produisent chez les épileptiques, et qu'on peut dénommer des phénomènes de la crise.

Jamais, en effet, ils ne s'observent en dehors des accès;

ils sont rares, et pour la plupart, fugaces; toutefois un certain nombre d'entre eux peuvent persister pendant plusieurs jours.

A cause de l'analogie entre les différents groupes d'accidents que nous venons de mentionner, nous consacrons notre premier chapitre à un résumé d'observations déjà publiées par divers auteurs sur des faits de congestions :

1° Consécutives à des lésions matérielles, du cerveau ou de la moelle, de causes morbides ;

2° Consécutives à des lésions traumatiques du cerveau ou de la moelle;

3° Consécutives à des lésions expérimentales;

4° Consécutives aux crises hystériques.

Parmi ces congestions, un certain nombre (albuminurie, glycosurie, congestions de la peau, etc.), peuvent s'observer pendant la vie; d'autres (ecchymoses de l'estomac, des poumons, etc.), ne se constatent qu'à l'autopsie. Les premières peuvent être consécutives à des lésions matérielles du cerveau ou de la moelle, et la plupart d'entre elles peuvent s'observer aussi à la suite des crises hystériques ou épileptiques.

Si les secondes n'ont pas encore été signalées dans des cas d'hystérie ou d'épilepsie, cela peut tenir aux deux raisons suivantes :

1° L'on a très-rarement l'occasion de faire l'autopsie d'une hystérique morte pendant ou immédiatement après une crise; 2° jusqu'à présent, on s'est peu occupé à rechercher les phénomènes de la crise épileptique qui forment le sujet de notre thèse.

CHAPITRE PREMIER.

I. Congestions consécutives aux hemorrhagies, aux ramollissements et aux tumeurs de l'encéphale.

A. *Congestion des reins. Albuminurie. Polyurie.*

« Ces troubles de la sécrétion urinaire (albuminurie, polyurie, glycosurie), surviennent presque toujours dès le début, ou dans les premières heures qui suivent l'attaque hémorrhagique ; ils disparaissent ensuite dans la majorité des cas au bout de douze à vingt-quatre heures[1]. »

Les observations suivantes sont empruntées au mémoire de M. le professeur Ollivier[2].

1. Attaque d'apoplexie chez un homme âgé de 74 ans. Hémiplégie droite des membres et de la face ; urines devenues albumineuses vingt minutes après l'attaque. Mort le quatrième jour *Autopsie* : suffusions sanguines sous-méningées, foyer hémorrhagique dans le corps opto-strié gauche, ayant fait irruption dans le ventricule latéral correspondant, le ventricule moyen et le ventricule latéral du côté opposé. Intégrité des pédoncules cérébraux, du cervelet, de la protubérance et du bulbe. Congestion des deux reins, plus prononcée dans le rein droit que dans le gauche.

2. Attaque d'apoplexie chez un homme âgé de 68 ans. Hémiplégie du mouvement et de la sensibilité du côté droit. Dix minutes après : résolution, coma pupille droite un peu resserrée, pupille gauche dilatée.

Urines normales au début de l'attaque, albuminurie après l'apparition du coma. Mort au bout de neuf heures. A l'*autopsie* : foyer hémorrhagique considérable dans l'épaisseur de la substance blanche de l'hémisphère cérébral gauche, épanchement de sang dans les ven-

1. Ollivier, Etude sur certaines modifications dans la sécrétion urinaire consécutives à l'hémorrhagie cérébrale, 1875, Extrait de la Gazette hebdo madaire de médecine et de chirurgie.

2. De la congestion et de l'apoplexie rénales dans leurs rapport avec l'hémorrhagie cérébrale, Archives générales de médecine, 1874.

tricules latéraux et moyens, ainsi que dans la partie supérieure de l'aqueduc de Sylvius. Congestion excessive et ecchymotique du rein droit, congestion moins accusée du rein gauche.

3. Attaque d'apoplexie chez un homme de 60 ans, coma, stertor, contractures et secousses tétaniformes des quatre membres, puis résolution complète; urines normales au début de l'attaque, très-albumineuses ensuite; mort au bout de vingt-huit heures. *Autopsie* : déchirure du corps opto-strié par un foyer hémorrhagique, s'étendant dans les ventricules latéraux et moyens, ainsi que dans la partie supérieure de l'aqueduc de Sylvius; petit foyer dans la protubérance. Congestion des deux reins, plus prononcée dans le rein gauche.

4. Attaque d'apoplexie chez un homme de 65 ans Résolution des quatre membres, coma. Pupille droite très-resserrée, n'étant plus qu'un point noir, la gauche au contraire très-dilatée. Plus tard, secousses tétaniformes, urines à peine albumineuses. Mort au bout de cinq heures. *Autopsie :* hémorrhagie sous-méningée, destruction du corps opto-strié gauche par un foyer hémorrhagique qui a pénétré dans les ventricules latéraux et moyens, et dilacéré les pédoncules cérébraux, ainsi que la partie supérieure du quatrième ventricule. Congestion considérable et à peu près égale des deux reins.

5. Attaque d'apoplexie chez un homme âgé de 77 ans. Hémiplégie droite de la motilité et de la sensibilité, puis résolution des quatre membres, et coma : urines très-abondantes, albumineuses, pas de sucre; mort au bout de huit heures. *Autopsie :* déchirure du corps, opto-strié gauche, épanchement de sang dans le ventricule correspondant, le ventricule moyen, le ventricule latéral droit et dans la partie supérieure du quatrième ventricule. Intégrité des pédoncules cérébraux, de la protubérance et du bulbe.

Le rein droit présente plusieurs foyers apoplectiques disséminés dans l'organe, mais siégeant tous dans la substance corticale. Le rein gauche est légèrement congestionné.

6. M. *Gubler*[1] a constaté plusieurs cas d'albumine à la suite de l'hémiplégie. — M. *Magnan*[2] a vu un cas d'albuminurie consécutive à une hémorrhagie de la protubérance, et M. *Desnos*[3] a recueilli des observations analogues.

7. M. *Hayem*[4] a observé deux cas de polyurie simple très-abondante coïncidant avec une altération du plancher du quatrième ventricule. Cette altération consistait en une dégénération gélatiniforme de

1. Dictionnaire encyclopédique des sciences médicales, 1865, p. 493. Gazette hebdomadaire de médecine, 1856.

2. Bulletin de la Société anatomique, 1864, p. 466.

3. Bulletin et Mémoires de la Société médicale des hôpitaux de Paris, t. VI, p. 5.

4. Vulpian, Leçons sur l'appareil vaso-moteur, t. I, p. 545.

l'épendyme du quatrième ventricule et des tissus sous-jacents, s'étendant à une profondeur de 2 millimètres.

B. *Congestion du foie. Glycosurie.*

Les observations suivantes sont empruntées à deux Mémoires de M. le professeur Ollivier[1].

8. Attaque d'apoplexie chez une femme de 70 ans. Hémiplégie du côté droit, pupille droite dilatée et ne se contractant plus sous l'influence de la lumière, pupille gauche normale. Polyurie, albuminurie, glycosurie. Mort le lendemain. *Autopsie :* hémorrhagie méningée au niveau des deux hémisphères ; foyer d'hémorrhagie à l'extrémité postérieure de la deuxième circonvolution frontale droite, et de la première circonvolution latérale, foyer plus petit dans la circonvolution de Longet, noyaux d'apoplexie à la base du poumon gauche; hémorrhagie sous-pleurale, à la face externe du poumon droit.

9. Attaque d'apoplexie chez un homme de 70 ans. Secousses convulsives dans les muscles de la face, du cou, du thorax et de l'abdomen. Paralysie avec contracture des membres du côté droit. Polyurie, albuminurie et glycosurie passagères. Nouvelle attaque d'apoplexie; réapparition de l'albumine et du sucre dans les urines. Mort. *Autopsie :* trois foyers hémorrhagiques anciens dans la substance blanche des circonvolutions de l'hémisphère gauche, foyer plus récent dans la deuxième circonvolution pariétale de l'hémisphère droit.

10. Attaque d'apoplexie chez un homme de 74 ans. Epistaxis, coma, hémiplégie avec contracture du côté gauche, contracture des membres du côté droit. Polyurie, albuminurie, glycosurie passagères. Mort. *Autopsie* : dans l'hémisphère droit, foyer ancien au niveau de la circonvolution de la crête du corps calleux; foyer récent dans l'épaisseur des circonvolutions de l'insula, épanchement dans le ventricule latéral correspondant et le ventricule moyen.

11. Attaque d'apoplexie chez un homme de 74 ans. Hémiplégie droite, polyurie, albuminurie, glycosurie passagères. Mort. *Autopsie :* vaste foyer d'hémorrhagie ayant déchiré la couche optique gauche; très-petite quantité de sang dans le ventricule latéral correspondant.

12. Attaque d'apoplexie chez un homme de 75 ans. Coma avec résolution des quatre membres pendant six heures, puis retour de l'in-

1. Etudes sur certaines modifications dans la sécrétion urinaire consécutives à l'hémorrhagie cérébrale, Gazette hebdomadaire de médecine et de chirurgie, 1875. De la polyurie et des variations de la quantité de l'urée à la suite de l'hémorrhagie cérébrale. Archives de physiologie normale et pathologique, deuxième série, 1876, p. 85.

telligence et du mouvement; insensibilité des membres et du tronc. Diminution de la densité de l'urine, albuminurie, glycosurie. Mort. *Autopsie :* foyer sanguin au centre de la couche optique gauche; autre foyer dans la couche optique droite; intégrité des autres parties de l'encéphale; à part un petit foyer dans la moitié inférieure de la protubérance.

13. Attaque d'apoplexie chez un homme âgé de 77 ans. Hémiplégie gauche, polyurie, albuminurie, glycosurie. Mort au bout de 63 heures. *Autopsie :* foyer d'hémorrhagie dans l'hémisphère cérébral droit intéressant la capsule externe, l'avant-mur, la partie postérieure des deux noyaux du corps strié, et surtout la substance blanche correspondante, jusqu'à la base des circonvolutions. Hépatisation du poumon droit. Congestion du foie et des reins.

14. Hémorrhagie cérébrale, homme âgé de 83 ans. Hémiplégie droite, polyurie, albuminurie, glycosurie. *Autopsie :* foyer sanguin occupant la partie postérieure des deux noyaux du corps strié et la couche optique du côté gauche, et s'étendant dans l'étage supérieur du pédoncule cérébral correspondant jusqu'au-dessous des tubercules quadrijumeaux voisins; épanchement de sang dans le ventricule latéral du même côté.

15. Hémorrhagie cérébrale. Homme de 65 ans. Coma; résolution des qnatre membres, albuminurie, glycosurie, polyurie. Mort. *Autopsie :* noyau hémorrhagique occupant les deux tiers inférieurs de la protnbérance annulaire. Congestion des poumons du foie et des reins.

L'observation suivante est de M. le professeur Liouville[1].

16. On trouve un homme sans connaissance sur le pavé. On le transporte à l'Hôtel-Dieu. On trouve la vessie pleine d'urine, qu'on retire à l'aide d'une sonde. Elle contient de l'albumine et du sucre. Peu d'heures après, on constate de nouveau dans la vessie une accumulation d'urine, présentant les mêmes caractères que la première. Le malade meurt le lendemain. A l'autopsie, on trouve les artères scléro-athéromateuses partout. Il y a une hémorrhagie dans l'hémisphère cérébral droit, et de petits foyers apoplectiques dans le plancher du quatrième ventricule. Il y a èn même temps de petits foyers apoplectiques sous les séreuses, et, de plus, trois foyers de la grosseur d'une noix environ, dans les poumons.

M. Liouville nous autorise à dire, que, depuis la publi-

1. Comptes rendus de la Société de Biologie, 1873, p. 685.

cation de ce fait, il a observé à l'Hôtel-Dieu deux faits analogues qui ont été l'objet de démonstrations publiques au laboratoire.

17. M. *Levrat-Perrotin*[1] a constaté un cas de glycosurie déterminée par une tumeur colloïde renfermée dans le quatrième ventricule.

18. M. *Leudet*[2] donne l'observation d'une femme de 32 ans, qui, étant enceinte, fut atteinte au sixième mois d'une perte de la vue à gauche, sans aucun phénomène paralytique dans les membres. La perte de la vue persiste, et s'accompagne de maux de tête et de vomissements. Sept mois et demi après cet accident, des symptômes comateux débutent brusquement et se dissipent graduellement au bout d'un jour. On constate alors une paralysie des troisième et cinquième paires crâniennes gauche, avec uu peu de ramollissement de la cornée du même côté. Anesthésie faciale cutanée à gauche, anesthésie des muqueuses nasales et de la moitié gauche de la langue. Soif vive et signes généraux du diabète; on constate la présence de sucre dans l'urine au moyen de la liqueur de Barreswill. Traitement par l'iodure de potassium à l'intérieur; sous l'influence de ce traitement, diminution de la paralysie de la première paire, disparition du diabète, aggravation de la kératite, fonte de l'œil; puis l'anesthésie faciale disparaît. Rechute au bout de cinq mois, nouveaux accidents comateux sans apparition du diabète. Les accidents s'améliorent de nouveau sous l'influence de l'iodure de potassium à l'intérieur. Aucun nouveau phénomène de paralysie des nerfs crâniens, un peu de kératite à droite cédant rapidement à un traitement local.

C. — *Congestion des poumons, avec ou sans foyers d'apoplexie.*

« La congestion et l'apoplexie pulmonaires, d'origine encéphalique, peuvent se développer rapidement et suivre de très-près l'attaque d'apoplexie cérébrale. Ainsi dans l'Obs. I (n° 19, p. 12), je pus constater, neuf ou dix heures après l'attaque, de la submatité à la partie posté-

1. Cité par Trousseau, Clinique médicale, 4e édit., t. II, p. 775.
2. De l'influence des maladies cérébrales sur la production du diabète sucré. Comptes rendus de l'Académie des sciences, mars 1857.

rieure du poumon droit et une diminution notable du murmure respiratoire ; dans l'Obs. III (n° 21, p. 12), il existait dès le lendemain, une matité assez marquée dans toute la hauteur du poumon droit, et à l'auscultation on entendait des râles sous-crépitants de ce côté. Le malade rendit en outre qnelques crachats sanglants. Chez le malade de l'Obs. II (n° 20, p. 12), il fut impossible d'examiner convenablement la poitrine, en raison de la gêne extrême de la respiration[1]. »

Les observations suivantes sont empruntées au Mémoire de M. le professeur Ollivier[1].

19. Femme de 50 ans. Le 12 mai 1866, attaque d'apoplexie, hémiplégie du côté droit. Le 13, température dans l'aisselle droite 37.4; dans l'aisselle gauche 37.2. Deux jours plus tard, 37.6 à droite ; à gauche 37.4. Quelques heures avant la mort (le 25 mai) la face devient très-rouge à droite ; la moitié gauche est pâle.

Autopsie. — Foyers hémorrhagiques dans le corps opto-strié gauche ; épanchement de sang dans le ventricule latéral correspondant et le ventricule moyen ; congestion et apoplexie du poumon droit.

20. Homme âgé de 65 ans. Hémiplégie ancienne du côté droit ; nouvelle attaque d'apoplexie, aggravation des symptômes de paralysie déjà existants. Mort. — *Autopsie :* Foyer apoplectique dans le corps opto-strié gauche ; épanchement de sang dans le ventricule latéral correspondant ; congestion et ecchymoses sous-pleurales du poumon droit.

21. Homme âgé de 43 ans. Attaque d'apoplexie, hémiplégie du côté droit. Mort. — *Autopsie :* Hémorrhagie méningée au niveau de l'hémisphère cérébral gauche ; noyau apoplectique dans le poumon droit ; érosions à la face interne de la rotule droite.

22. Fleischmann[1]. A trouvé dans deux cas des tubercules de l'encéphale (hémisphère cérébral, moitié latérale du pont de varole), le poumon du côté opposé à ces lésions parsemé, au voisinage de la plèvre, de petits foyers hémorrhagiques dont le volume variait depuis celui d'une tête d'épingle jusqu'à celui d'une lentille.

1. Ollivier, De l'apoplexie pulmonaire unilatérale dans ses rapports avec l'hémorrhagie cérébrale. Extrait des Archives générales de médecine, août 1873.

2. Ueber einige zufällige Befunde bei Gehirnverletzungen. Jahrbuch für Kinderheilkunde. Bd IV, S. 283, 1871.

D. — *Congestions, ecchymoses, de l'estomac et de l'intestin.*

23. On a souvent constaté dans des cas d'apoplexie, des lésions de l'estomac, consistant en un pointillé hémorrhagique, plus ou moins étendu, en des plaques ecchymotiques siégeant le plus habituellement vers le grand sac de l'organe[1].

Ces lésions ne se rencontrent pas seulement dans des cas d'altération des pédoncules cérébraux ou des couches optiques, on peut les trouver à la suite des hémorrhagies de l'encéphale quelque soit leur siége; on en a vu se produire, comme l'a montré M. Charcot, sous l'influence des hémorrhagies des méninges. M. Charcot[2] et M. Vulpian ont observé ces lésions ecchymotiques de l'estomac dans des cas de ramollissement, ou même dans des cas d'ischémie artérielle du cerveau, alors que le ramollissement ne s'était pas encore produit. M. Vulpian en a trouvé vingt-quatre heures après une oblitération de l'artère sylvienne.

24. M. Kammerer[3] a décrit une forme spéciale de ramollissement de l'estomac, qui résulte d'une modification dans la circulation dépendant de lésions du cerveau. Il l'appelle : gastromalacie rouge, consécutive aux affections de la base du cerveau.

25. Andral et Rokitansky[4] ont signalé des faits semblables.

1. Vulpian, Leçons sur l'appareil vaso-moteur, t. I, p. 446.
2. Charcot, Comptes rendus de la Société de Biologie, 1869, 5e série, t. I, p. 207, et Leçons sur les maladies du système nerveux, 1873, p. 113.
3. Schiff, Leçons sur la physiologie de la digestion, t. II, p. 417.
4. Vulpian, loc. cit., t. I, p, 445.

E. — *Ecchymoses de l'endocarde.*

26. MM. Charcot et Joffroy [1] ont observé, dans deux cas d'hémiplégie, des taches ecchymotiques sur l'endocarde du ventricule gauche et non-seulement de l'endocarde mais ils avaient pénétré dans le muscle cardiaque.

F. — *Synovite et arthrite des hémiplégiques.*

27. M. Charcot [2] a recueilli quelque cas d'une affection particulière des jointures des membres paralysés, dans l'hémiplégie, caractérisée par une synovite subaiguë avec végétations, multiplication des éléments nucléaires et fibroïdes qui constituent la séreuse articulaire; en effet, une arthrite des hémiplégiques. Cette affection, pour M. Charcot n'est pas due à l'inertie fonctionnelle, et l'opinion, généralement acceptée, c'est que ces phénomènes dépendent de la paralysie d'un certain nombre de filets nerveux vasculo-moteurs. M. Charcot, cependant, se réserve sur ce point.

G. — *Congestions et ecchymoses de la peau, des muqueuses et des aponévroses.*

28. M. Vulpian [3] a constaté, dans un cas d'hémiplégie, la coloration rouge de la pituitaire des fosses nasales du côté correspondant à l'hémiplégie, tandis que la pituitaire de l'autre côté ne présentait rien de semblable.

1. Comptes rendus de la Société de biologie, 1869, p. 206.
2. Archives de physiologie normale et pathologique, 1868, p. 379.
3. Cité par M. Charcot. Comptes rendus de la Société de biologie, 1868, p 213.

29. M. Charcot[1] a trouvé plusieurs fois des ecchymoses dans les téguments de la tête et du cou chez les apoplectiques. Voici les résultats d'une autopsie dans l'un de ces cas :

Femme morte quelques jours après une attaque d'apoplexie, avec hémiplégie du côté gauche. L'aponévrose épicrânienne présentait du côté gauche une coloration rouge-vineuse, et dans quelques points de véritables ecchymoses. La coloration s'arrêtait nettement à la ligne médianne, et la moitié droite de l'épicrâne avait sa couleur blanche habituelle.

30. M. Lépine[2] a recueilli un cas semblable au dernier : il s'agit d'une femme âgée de 41 ans, chez laquelle il y avait une embolie de l'artère sylvienne gauche. Convulsions épileptiformes, hémiplégie droite.

Mort au bout de quelques heures. Ecchymoses du péricrâne, du côté droit. Les ecchymoses étaient multiples, d'étendue variable, généralement petites.

M. Charcot interpréte ces phénomènes en les rapportant à une paralysie des nerfs vaso-moteurs de la tête, paralysie analogue à celle que l'on observe dans les membres hémiplégiques, où elle se manifeste par l'excès de chaleur et le plus souvent aussi par l'*engorgement et la coloration violacée de quelques-unes des parties de ce membre*.

H. *Elévation de la température dans les parties paralysées.*

31. L'élévation de la température du côté paralysé

1. Comptes rendus de la Société de Biologie, 1868, p. 213.
2. Archives de physiologie normale et pathologique, 1869, p. 667.

chez les hémiplégiques, a été constatée par nombre d'observateurs : Gubler[1], Vulpian[2], Charcot[3], Ollivier[4]. M. Folet a publié, en 1867, un mémoire là dessus[5].

Cette élévation a lieu dans des cas de ramollissement de l'encéphale comme dans des cas d'hémorrhagie cérébrale.

Les vaisseaux superficiels du côté paralysé sont très-souvent dilatés, du moins, pendant un certain temps après l'attaque, et les observateurs qui ont constaté ce phénomène le regardent comme dû probablement à un certain degré de paralysie vaso-motrice. « Cette paralysie, » remarque M. Vulpian, « constitue une cause prédisposante à divers troubles plus ou moins graves de la circulation et de la nutrition intime ; à l'œdème, à l'inflammation sous l'influence des causes occasionnelles, qui seraient sans efficacité dans l'état normal ; à la stase sanguine, à la gangrène. »

32. Les observations de M. Folet[5] démontrent que « l'élévation thermométrique habituelle peut varier entre 0°, 3 et 0,°9. C. La différence de température peut s'accuser également pour des hémiplégies symptomatiques de lésions cérébrales diverses, hémorrhagie, ramollissement, sclérose cérébrale probable. Dans quelque partie de l'encéphale que siégeât la lésion, » dit-il « nous avons toujours noté ce symptôme. »

1. Cité par M. Vulpian.
2. Vulpian, loc. cit., t. II, p. 457.
3. Comptes rendus de la Société de biologie, 1868, p. 213.
4. Archives générales de médecine, août 1873.
5. Etude sur la température des parties paralysées, Gazette hebdomadaire, 1867, p. 179.

II. CONGESTIONS CONSÉCUTIVES A DES LÉSIONS TRAUMATIQUES DU CERVEAU OU DE LA MOELLE.

A. *Congestions des reins. Polyurie.*

33. Nous n'avons pas trouvé d'observations sur la présence de l'albumine dans l'urine consécutive aux traumatismes chez l'homme, mais M. *Lancereaux*[1], dans sa thèse d'agrégation sur la polyurie, a rassemblé plusieurs cas de polyurie traumatique, et l'on voit que le siége de la lésion, qui est la cause de ce symptôme, peut être très-varié.

34. M. Debrou[2] donne l'observation d'un maçon qui tomba d'un échafaudage d'une hauteur de 13 mètres. Il resta cinq jours sans connaissance. Après, il demandait à manger et à boire à chaque instant. Il déraisonnait presque constamment et urinait dans son lit. La quantité d'urine monte jusqu'à 13 litres dans les vingt-quatre heures; mais elle ne contient ni sucre, ni albumine. Au bout d'un mois la quantité diminue, et au bout de six semaines le malade sort de l'hôpital.

35. Observation de M. Baudin[3]. — Un jeune homme âgé de 18 ans, reçoit sur la partie latérale droite de la tête un coup d'une barre en bois et tombe sans connaissance. Le même jour il est tourmenté par une soif vive. La soif persiste, le malade absorbe plus de 30 litres dans les vingt-quatre heures, et les urines sont en rapport avec la quantité de liquide ingérée, mais elles ne contiennent pas de sucre et leur densité est à peine supérieure à celle de l'eau. Le malade guérit après l'administration de la valériane.

MM. Charcot[4], Moutard-Martin[5], Fritz[6], Chassaignac[7] et Fischer[7], ont constaté des cas semblables.

1. Lancereaux, thèse d'agrégation, 1869.
2. Gazette des hôpitaux, 1860, p. 118
3. Thèse de Paris, 1855.
4. Gazette hebdomadaire, 3 février 1860.
5. Gazette des hôpitaux, 11 février 1860.
6. Id.
7. Union médicale, 15 février 1860.

B. *Congestion du foie. Glycosurie passagère, avec ou sans polyurie.*

36. M. Jacquemet[1] a recueilli le cas d'un homme âgé de dix-neuf ans, atteint sur la région occipitale droite par la chute d'un arbre. Le lendemain, urines abondantes contenant 5 grammes de glycose pour 1000. Le surlendemain, 6 pour 1000. Mort quatre jours après l'accident. *Autopsie* : Fracture de l'occipital, simple. La substance du cerveau, du cervelet, de la protubérance, du bulbe ne présente aucune trace appréciable de contusion superficielle ou profonde, ni d'inflammation. A peine trouve-t-on quelques indices de congestion dans l'épaisseur de la moelle allongée. Le quatrième venticule ne paraît pas avoir été offensé. L'examen microscopique n'a pas été fait.

37. M. Claude Bernard[2] parle d'un homme devenu glycosurique à la suite d'une chute, et qui cessa de l'être quand il fut guéri de la plaie de tête.

38. M. Fischer[3] donne l'observation d'un jeune homme qui tomba d'un sixième étage. Le rebord de la voûte orbitaire était enfoncé et au-dessus de l'orbite la base frontale paraissait fortement déprimée. Une heure après survinrent des contractures intenses revenant à de courts intervalles par accès épileptiformes. Au bout de dix minutes cet état fut suivi d'un coma qui dura une heure. Le malade a éprouvé une grande soif, a bu beaucoup, et uriné à proportion. Les urines présentèrent de la glycose en faible proportion, 3 gr. 25 pour 1000. Il est mort dix-sept jours après l'accident. *Autopsie :* Plusieurs fractures des os du crâne, intéressant surtout le frontal, l'éthnoïde et le sphénoïde. — Contusion suppurée de toute la portion antéro-inférieure du lobe antérieur droit. Rien d'anormal dans la zone verticale, la protubérance annulaire, les pédoncules cérébelleux ou le bulbe.

39. Todd[4] a recueilli l'observation d'une femme qui présentait une glycosurie passagère après une chute sur la tête.

40. D'autres cas du même genre ont été signalés par MM. . Goolden[5] (qui en a vu deux cas), Plagge[6] Szokalski[7] et Larrey[8].

1. Moniteur des sciences médicales, 11 janvier 1862.
2. Leçons de physiologie expérimentale, 1855.
3. Sur le diabète consécutif aux traumatismes. Archives générales de médecine, septembre et octobre 1862.
4. Medical Times and Gazette, Londres, 15 mai 1868.
5. Mémoire lu à la Société harvéienne, 1853.
6. Archive für pathologie, anatomische und physiologische, 1859.
7. Union médicale, 1853.
8. Clinique chirurgicale, 1830-1836.

Glycosurie permanente.

41. M. *Fischer*[1] a vu un cas, dans le service de M. Marrotte, à l'hôpital de la Pitié, où le diabète permanent a commencé quelques jours après un coup violent sur la tempe gauche.

M. Jordao[2] a publié l'observation d'un homme chez lequel un diabète permanente avait débuté trois mois après qu'il eut reçu un coup violent dans la nuque; et M. Rayer[3] a constaté un cas, où le diabète a commencé trois mois après une chute sur la tête. Pour nous, la relation entre le diabète et le traumatisme dans ces deux cas n'est pas assez bien établie, pour que nous puissions insister sur ce point.

C. *Congestions des poumons.*

Les observations suivantes sont empruntées à la thèse de M. Navarre[4].

42. Homme âgé de 70 ans. Chute sur la région frontale gauche. Mort six jours après. *Autopsie :* Pas de fracture du crâne. Œdème du cerveau. Hépatisation du lobe supérieur du poumon droit; congestion des reins plus marquée à droite qu'à gauche.

43. Homme âgé de 20 ans. Chute sur le crâne. Plaie légère de la région frontale gauche. Commotion cérébrale, asphyxie. Mort en 48 heures. *Autopsie* : Fractures multiples de la base du crâne, épanchement sanguin sous la dure-mère dans l'excavation formée par la réunion de la grande aile du sphénoïde et de l'apophyse d'Ingrassias du côté droit; ecchymose et ramollissement de la substance grise sous-jacente. Congestion extrêmement intense du poumon gauche avec emphysème interlobulaire, congestion plus légère du poumon droit. On a attribué l'asphyxie dans ce cas aux lésions des poumons.

44. Obs. de M. Barety[5]. Femme âgée, de 35 ans. Chute d'un pre-

1. Loc. cit.
2. Thèse de Paris, 1857.
3. Union médicale, 1850.
4. Thèse de Paris, 1876, Des lésions pulmonaires consécutives aux traumatismes du crâne et de l'encéphale.
5. Comptes rendus de la Société de biologie, 1874.

mier étage, fracture étendue de la base du crâne; hémorrhagie méningée sur l'hémisphère droite; léger épanchement séro-sanguinolent dans les ventricules latéraux; congestion et apoplexie pulmonaire du côté gauche, hémorrhagie sous-pleurale du même côté.

III. CONGESTIONS CONSÉCUTIVES AUX LÉSIONS EXPÉRIMENTALES DE L'ENCÉPHALE ET DU BULBE.

A. *Congestion des reins. — Albuminurie, polyurie.*

45. M. *Claude Bernard*[1] a été le premier à démontrer par ses expériences, bien connues aujourd'hui, que les lésions expérimentales de la moelle allongée exercent une influence bien marquée sur les viscères abdominaux. Voici les résultats de ces expériences sur les fonctions du foie et des reins : « La piqûre du milieu de l'espace compris entre l'origine des pneumogastriques et celle des nerfs auditifs, détermine en même temps une augmentation de la quantité de l'urine et l'apparition du sucre dans l'urine. Piquant un peu plus haut, l'urine est moins abondante, moins chargée de sucre, mais elle renferme souvent de l'albumine. L'exagération de la quantité d'urine, le passage du sucre ou de l'albumine, nous ont semblé être des phénomènes indépendants les uns des autres, pouvant être produits séparément. Ainsi, en piquant la moelle allongée un peu au-dessus de l'origine des nerfs auditifs on a une exagération de la quantité d'urine sans passage dans cette urine, de sucre ni d'albumine[2]. »

46. M. *Schiff*[3] a constaté que les blessures expérimen-

1. De l'influence du système nerveux sur la composition des urines. Comptes rendus de l'Académie des sciences, 1849, p. 393. Leçons de physiologie expérimentale appliquée à la médecine, 1855, p. 347.

2. Leçons sur la physiologie et la pathologie du système nerveux, 1858, t. I, p. 398.

3. Lezioni di fisiologia sperimentale sul systema nervoso encefalico. Firenze, 2e édit., p. 329. De vi motoria baseos encephali. Bockenhemii, 1845.

tales des pédoncules cérébraux chez le lapin, modifient l'urine, et elle contient de l'albumine. A l'autopsie, dans des cas semblables, on trouve une hypérémie des reins ressemblant beaucoup au deuxième degré de la maladie de Bright.

47. M. *Longet*[1] a observé l'albuminurie après des lésions très-diverses du système nerveux, et en particulier après la section intracrânienne du nerf trijumeau.

M. *Ollivier*[2] a fait une série d'expériences sur des lapins, dont nous donnons un résumé.

48. Piqûre du quatrième ventricule; trente-cinq minutes après, l'animal est sacrifié en ouvrant l'aorte abdominale.

Autopsie. — Le poumon droit est parsemé de taches ecchymotiques. Le poumon gauche ne présente, ni congestion, ni taches ecchymotiques. Les deux reins sont hyperémiés, le droit l'est manifestement plus que le gauche. On distingue à la surface du premier des arborisations vasculaires, ainsi que quelques taches ecchymotiques sous-capsulaires. L'urine donne un nuage très-apparent d'albumine. Pas trace de sucre.

Dans trois autres expériences où le quatrième ventricule a été piqué, M. Ollivier a eu des résultats semblables.

49. Piqûre de l'hémisphère droit à la jonction de son tiers antérieur avec ses deux tiers postérieurs. L'animal est sacrifié au bout de trois quarts d'heure en ouvrant l'aorte abdominale. — *Autopsie :* Les deux poumons présentent à leur surface plusieurs petites taches ecchymotiques en nombre à peu près égal de chaque côté. Les deux reins ne sont pas congestionnés et on ne trouve pas d'albumine dans les urines.

50. Piqûre profonde vers la partie supérieure et latérale gauche du quatrième ventricule. L'animal succombe presque immédiatement. Le poumon droit présente à sa surface un nombre assez considérable d'ecchymoses siégeant principalement au bord inférieur. Il n'en existe pas sur le poumon gauche. Petit noyau hémorrhagique dans l'épaisseur de la paroi ventriculaire gauche du cœur. Le rein droit est très-congestionné. Une quantité considérable d'albumine dans les urines. Pas de sucre.

51. Dilacération de la partie moyenne et supérieure de l'hémisphère gauche. Trois quarts d'heure après l'animal est sacrifié par incision

1. Traité de physiologie, t. II. p. 340.
2. Archives générales de médecine, février 1874.

de l'aorte. Ecchymoses et noyaux d'apoplexie sur les deux poumons. Reins très-hyperémiés. L'urine présente un nuage très-apparent d'albumine.

52. Dilacération du sinus longitudinal supérieur.

Autopsie. Caillot épais recouvrant la partie moyenne et supérieure des deux hémisphères. Ecchymoses et un noyau apoplectique du poumon droit. Ecchymoses du poumon gauche. Les deux reins sont notablement hyperémiés. Urine albumineuse.

B. *Congestion du foie. Glycosurie artificielle.*

53. M. *Cl. Bernard*[1]. — Nous avons déjà cité les expériences de M. Bernard sur la fonction glycogénique du foie. (Voir par. 45.)

54. M. *Schiff*[2] a démontré que la glycosurie expérimentale peut être produite par les lésions de la protubérance annulaire et des pédoncules cérébraux.

55. La glycosurie a été observée par divers auteurs à la suite de lésions du vermis du cervelet, de lésions des couches optiques, du pont de Varole, et des pédoncules moyens du cervelet[3].

Suractivité de la secrétion biliaire.

56. M. *Vulpian*[4] a démontré, par des expériences, que la paralysie des nerfs vagues produit une suractivité dans la sécrétion de la bile. Les lésions expérimentales du plancher du quatrième ventricule déterminent une congestion du foie avec suractivité de la sécrétion biliaire, ce

1. Loc. cit. Leçons sur le diabète, Revue scientifique, 1873, vol. IV, p. 1060, et suiv.

2. Loc. cit.

3. Vulpian, loc. cit., t. II, p. 21.

4. Loc. cit., t. I, p. 566, Recherches expérimentales relatives aux effets des lésions du quatrième ventricule. Comptes rendus de la Société de Biologie, 1861, p. 323.

que l'on rconnaît d'après les mêmes indices : plénitude extrême de la vésicule biliaire et grande quantité de bile dans l'intestin grêle. L'urine contient presque toujours une grande quantité de matière colorante biliaire. Pour M. Vulpian, ce phénomène est dû probablement à une action double, une action sur les nerfs vasomoteurs et une action sur les nerfs sécréteurs.

C. *Congestions et apoplexie des poumons.*

57. M. *Brown-Séquard*[1], dans son Mémoire « *sur les ecchymoses et les autres effusions de sang produites par une influence nerveuse,* » dit que, quand le pont de Varole et les parties voisines situées à la base du cerveau sont écrasées, divisées, piquées, ou galvanisées, on trouve des ecchymoses nombreuses, et de différentes largeurs, et même quelquefois des épanchements de sang considérables, dans les poumons, et tantôt dans d'autres organes ; ces lésions se produisent immédiatement après l'opération. Ceci exclut la possibilité de causes mécaniques, comme dans les cas d'asphyxie par suffocation, etc.

Dans ses expériences, M. Brown-Séquard a constaté des lésions de ce genre dans les différents organes comme il suit :

Dans l'estomac et l'intestin, une fois seulement.

Le foie, 2 0/0 des cas ;

Le rein, 8 à 10 0/0 ;

L'endocarde, le péricarde et la masse charnue du cœur, 33 0/0 ;

Les capsules sur-rénales, 53 0/0 ;

Les plèvres, 50 0/0 ;

1. Archives of scientific and practical medicine, 1873, p. 148.

Les poumons dans presque toutes les expériences.

Ajoutons que l'irritation du côté droit de l'encéphale produit des ecchymoses du côté gauche, et *vice versâ.*

58. . M. *Navarre*[1] a fait des expériences sur des animaux en leur donnant des coups de marteau sur la tête. Dans 9 cas sur 14 il a trouvé de la congestion des poumons tantôt du côté opposé à la lésion, tantôt du même côté.

Nous avons déjà parlé des expériences de M. Ollivier, où il a trouvé des lésions des reins, et en même temps des lésions des poumons, consécutives aux lésions expérimentales de l'encéphale. (Voir par. 48 et suivants.)

D. *Congestions et ecchymoses de l'estomac et des intestins.*

59. M. *Schiff*[2] a observé sur des lapins chez lesquels il avait pratiqué une hémisection des couches optiques ou des pédoncules cérébraux, qu'au bout de huit jours, quelquefois au bout de quatre jours, il y avait des stases sanguines et du ramollissement de la membrane muqueuse de l'estomac; parfois il y avait des ulcérations. Ces ulcérations étaient précédées d'un ramollissement plus ou moins marqué de la membrane, qui devint saillante comme gélatineuse dans les points injectés ou ecchymosés. M. Schiff a vu sur des chiens l'ulcération ainsi engendrée se creuser peu à peu jusqu'à perforation complète de la paroi.

60. M. *Vulpian*[3] dit que si l'on introduit, par le trou occipital, dans l'intervalle atloïdo-occipital, une épingle coudée à angle droit près de sa pointe, et que l'on fait une

1. Loc. cit.
2. Leçons sur la physiologie de la digestion.
3. Loc. cit., t. I, p 461.

lésion aussi superficielle que possible du plancher du quatrième ventricule, la lésion détermine presque toujours une congestion d'une violence extrême dans l'intestin, qui prend une coloration bleu foncé violacé; la congestion est quelquefois tellement forte que quand les animaux survivent à la lésion on les voit rendre des selles sanglantes.

Du reste, cette influence vaso-motrice se fait sentir sur toutes les parties de l'abdomen comme l'a démontré M. Cl. Bernard.

M. *Schiffelas*[1] a constaté plusieurs fois la congestion de l'estomac et des intestins après une blessure de la couche optique.

IV. CONGESTIONS CONSÉCUTIVES AUX CRISES HYSTÉRIQUES ET HYSTÉRO-ÉPILEPTIQUES.

Les congestions chez les hystéro-épileptiques rentrent dans le sujet de notre second chapitre. Mais nous croyons qu'il vaut mieux laisser les observations de ces faits, déjà publiées, là où leurs auteurs les ont placées, avec celles des congestions chez les hystériques. Nous ne présenterons, dans notre second chapitre, que des observations jusqu'ici inédites, ou, par exception, quelques observations déjà publiées, mais peu connues.

G. *Congestions de la peau.*

62. M. *Auguste Martin*[2] a recueilli plusieurs cas de congestion de la peau chez les hystériques et hystéro-épileptiques. Nous donnons ici un résumé de quelques-unes de ces observations.

Chez une femme à la Salpêtrière (Geneviève), M. Bourneville a vu,

1. Cité par M. Br. Sequard, loc. cit.
2. Des troubles de l'appareil vaso-moteur dans l'hystérie. Thèse de Paris, 1876.

à la suite d'une série d'accès, des plaques rouges sur la figure, qui furent bientôt remplacées par de la pâleur. Ces phénomènes se sont présentés à diverses reprises et ils ont disparu vers minuit. Chez une autre femme, après des manifestations diverses, hystéro-épileptiques, consistant en contractures passagères de la face, douleurs dans le bras gauche, nystagmus, amaurose double, ayant commencé par l'œil gauche etc : « le 1er avril la vision s'est rétablie en partie ; à neuf heures et demie apparition de taches rouges, irrégulières, disséminées sur la face, les bras, le cou. A dix heures, les taches sont moins rouges et moins nombreuses. Il n'y en a pas eu sur la poitrine, le ventre, le dos, les jambes. Les plaques rouges s'effacent par la pression du doigt, et la malade ne ressent dans ces parties ni douleurs ni démangeaisons. Elles sont survenues, la malade étant à jeun et n'ayant eu d'émotion d'aucune sorte. »

63. M. Martin cite l'observation d'une femme chez laquelle, après un accès hystéro-épileptique, la moitié inférieure de la face était d'une pâleur verdâtre ; le pourtour des yeux et le front étaient au contraire rouges et congestionnés.

64. Chez une cataleptique à l'hôpital Cochin, M. Berdinet, qui l'observait à la fin d'une de ses crises, vit le visage se colorer et se décolorer successivement à plusieurs reprises, et presque soudainement.

65. Chez une femme de 23 ans, hystéro-épileptique, hémi-anesthésiée du côté gauche, le côté anesthésié de la face paraît parfois à la malade, plus froid que le côté sain; mais plus souvent celle-ci y perçoit une sensation de chaleur, laquelle s'accompagne d'une rougeur non douteuse des parties. Cette rougeur se montre par petites plaques tantôt isolées, tantôt se réunissant, plus ou moins par leurs bords. Cette hyperémie disparaît au bout de quelques jours et à sa place on constate une petite desquamation furfuracée. Quand la malade prend des douches et des bains, tout son côté gauche anesthésié se couvre de la tête aux pieds de petits îlots d'hyperémie qui durent une heure et demie environ.

66. Une femme âgée de 23 ans, dans le service de M. Broca, qui était affectée d'hémi-anesthésie gauche, avec une amaurose double ayant commencé par le côté gauche, était prise tous les huit ou quinze jours de douleurs violentes au pourtour de l'orbite gauche, douleurs qui s'accompagnent bientôt d'une rougeur appréciable du côté correspondant de la face ; cette partie devient chaude, la malade y sent le battement des artères. La douleur, d'abord superficielle, devient plus profonde. La conjonctive est fortement hyperémiée et l'œil présente tous les troubles qui ont été notés dans le glaucôme. Il devient douloureux et dur à la pression, la tension oculaire est augmentée, l'œil est poussé en avant et il semble à la malade qu'il va sortir de l'orbite. La peau de la face du côté malade, qui présente une rougeur uniforme, offre cependant en certains points une hyperémie plus considérable accom-

pagnée d'un certain épaississement de la peau; des papules se forment sur ces petits îlots d'hyperémie, et ne tardent pas à devenir de petites vésicules remplie d'un liquide citrin. Un point important à signaler c'est la limitation des désordres à un seul côté. Quand ils envahissent le côté opposé, ce n'est que successivement. Au bout d'une huitaine de jours les choses rentrent dans l'ordre. La tension oculaire diminue en même temps que les douleurs, l'éruption disparaît et la malade reste tranquille pendant une période d'une à deux semaines.

67. M. Charcot[1] parle d'une femme de 42 ans, qui présentait des accidents hystériques divers, et dans les intervalles une paralysie complète mais passagère du côté droit avec hémianesthésie du même côté. La paralysie s'accompagnait d'un œdème assez prononcé. Il y avait aussi une rougeur intense de la face et du cou avec des élevures plus pâles qui duraient pendant plusieurs jours. Le lendemain de l'apparition de cette rougeur il existait un grand nombre de papules d'urticaire sur la cuisse droite et la moitié correspondante du tronc. On en voyait quelques-unes seulement à gauche. L'urticaire persistait pendant quelques jours.

Phénomènes anormaux dans les sécrétions sudorales et lacrimales.

68. M. *Bernutz*[2], dans son article sur l'hystérie, parle d'hystériques qui étaient les sujets de sueurs profuses. Le plus souvent on a vu ce phénomène chez des malades dont la peau était le plus habituellement froide et sèche, et les sueurs ne se présentaient guère qu'à la fin des attaques.

Sydenham[3] a signalé le même phénomène.

Sueurs de sang.

M. Parrot[4] a écrit un Mémoire intitulé : *Étude sur la sueur de sang et les hémorrhagies névropathiques*, dans

1. Bourneville et Voulet, De la contracture hystérique permanente, p. 40.
2. Nouveau dictionnaire de médecine et de chirurgie redit par M. Jaccoud.
3. Cité par M. Bernuatz. loc. cit.
Gazette hebdomadaire, 1859, p. 633.

lequel il a recueilli plusieurs observations de ces phénomènes.

Nous donnons ici un résumé de la première observation :

69. Celle d'une femme hystéro-épileptique, que M. Parrot a soignée, à plusieurs reprises pour des hémorrhagies qu'il désigne sous le nom d'hémorrhagies névropathiques, c'étaient des larmes sanglantes tout d'abord, puis des sueurs de sang. « Les hémorrhagies » dit-il « n'étaient jamais un phénomène isolé : elles survenaient presque toujours consécutivement à une émotion morale et compliquaient une attaque nerveuse avec perte absolue du mouvement et de la sensibilité.... La malade eut trois attaques d'épilepsie. Puis un point circonscrit du cuir chevelu étant devenu douloureux, je vis sourdre du sang qui se dessécha aussitôt. Alors tous les paroxysmes névralgiques s'accompagnèrent d'hématidiose au niveau des foyers de douleur. A diverses reprises le sang s'échappe de la peau du front et forme comme une couronne autour de la racine des cheveux ; dans le pli des paupières inférieurs il coule en quantité assez considérable pour qu'on puisse en recueillir plusieurs gouttes.... »

Cette dame a eu une fois des larmes sanglantes et elle a vomi du sang, le lendemain d'une de ses crises.

M. Parrot ajoute cinq observations de sueurs de sang recueillies parmi les divers auteurs. Il cite aussi plusieurs cas de phénomènes sanglants divers : ecchymoses, vomissements de sang, hémoptysie, hémorrhagie mammaire, pissement de sang, à la suite d'accès nerveux de causes diverses.

H. *Elévation de la température avec congestions de la peau et sueurs localisées.*

M. *Vulpian*[1] a constaté plusieurs fois dans des cas de paralysies hystériques, avec ou sans contracture, une élévation soit persistante, soit rémittente de la température dans les membres affectés. La peau de ces membres surtout au niveau de la main ou du pied, peut offrir une

1. Leçons sur l'appareil vaso-moteur, t. II, p. 454.

teinte plus rosée que celle du tégument des parties homologues du côté opposé. M. Vulpian dit qu'il n'est pas rare de voir la sécrétion sudorale exagérée dans les parties où l'on observe une augmentation de chaleur.

Wunderlich[1] relate un fait analogue :

Il s'agit d'une jeune fille hystérique, âgée de 18 ans, chez laquelle existait, depuis près d'un an, une élévation persistante de la température cutanée, surtout dans toute la moitié droite du corps. De temps à autre, des congestions partielles se montraient, accompagnés d'urticaire et de sueurs locales dans le côté droit du corps; il y avait aussi parfois des augmentations spontanées soudaines de la chaleur cutanée qui pouvait atteindre jusqu'à 39°, 5.

Nous arrivons maintenant aux accidents qui forment le sujet proprement dit de notre thèse.

Ce sont :

L'albuminurie. La glycosurie, La congestion de la retine et de la papille, avec dilatation pupillaire. Les congestions, et autres phénomènes morbides du côté de la peau. L'élévation de la température.	En rapport avec les crises épileptiques, ou hystéro-épileptiques.

1. De la température dans les maladies, traduc. franç., p. 163.

CHAPITRE. II

De l'albuminurie épileptique.

Parmi les travaux qui ont été entrepris dans ces dernières années sur les caractères de l'urine des épileptiques, un certain nombre ont abouti à un résultat négatif relativement à la présence de l'albumine dans ce liquide [1]. Seyfert [2], au contraire, affirme que « l'albumine existe en très-grande quantité dans l'urine des épileptiques immédiatement après l'attaque, mais non constamment après chaqne accès, ni dans tous les cas de cette maladie. Cette albuminurie disparaît aussitôt après les convulsions et ne revient qu'après l'attaque suivante ». Quelques observations de Bright sont en faveur de l'existence possible d'une albuminurie épileptique[3] : Huppert[4] dit que l'albumine est, constamment, présente en quantité variable dans la première urine des épileptiques après une crise.

Dans une thèse, intitulée : *De l'albuminurie dans l'épilepsie* (M. L. C. Bazin, Paris 1868), nous trouvons réunies vingt-sept observations d'albuminurie en rapport avec les crises épileptiques. Ces observations étaient prises pendant une année d'internat, à Bicêtre (service de M. le Dr Falret), et représentent

1. Sieveking, On epilepsy, 1861; Russell Reynolds, On epilepsy, London, 1861; Jaccoud, art. Albuminurie, Dict. de médecine.

2. Dublin, Quarterly Journal of Medecine, 1854.

3. Vide Gubler, art. Albuminerie, Dictionnaire encyclopédique des sciences médicales, 1865.

4. Archive von Virchow, vol. 59, p. 367.

probablement un chiffre de plusieurs centaines de malades en observation. D'après cet auteur, « l'albuminurie épileptique est en rapport immédiat avec les accès, et apparaît surtout quand ces accès se succèdent par séries, suivies d'un trouble profond des fonctions cérébrales. Elle est fugace, peu intense, et rare chez les enfants. La proportion d'albumine varie depuis la simple opalescence du liquide après l'action de l'acide nitrique, jusqu'au précipité floconneux, avec tous les degrés intermédiaires. Dans les intervalles des attaques, l'urine des épileptiques n'offre pas de changements appréciables, dans sa composition. »

Il est intéressant à noter que M. Cl. Bernard a observé l'albuminurie suite de convulsions chez les animaux.

Nous devons les observations n°s 1, 2, 3, à M. le docteur Sturge de l'Hôpital national pour les épileptiques et les paralytiques de Londres. Il a fait l'année dernière, d'une manière suivie, l'examen des urines de vingt-cinq épileptiques, hommes et femmes, après leurs accès, et sur les vingt-cinq cas il en a trouvé trois, où il y avait de l'albuminurie passagère, sans cylindres rénaux.

M. le docteur Bourneville, qui a eu l'obligeance, sur notre demande, d'examiner à plusieurs reprises les urines de quarante malades épileptiques et hystéro-épileptiques, dans le service de M. le professeur Charcot à la Salpêtrière, n'a pu nous fournir une seule observation.

Nous avons recueilli l'observation n° 4 dans le service de notre maître M. le docteur Hérard (Hôtel-Dieu) Cette dernière malade a présenté outre son albuminurie, et à plusieurs reprises, diverses congestions de la peau, et une dilatation des pupilles en permanence, à une époque où elle avait plusieurs crises par jour.

La malade qui forme le sujet de l'observation n°

3, a présenté également après une crise des taches ecchymotiques, qui ne disparaissaient qu'au bout de quelques jours.

Procédé d'analyse des urines.

L'examen des urines a toujours été fait par les procédés ordinaires et avec un grand soin. On s'est bien assuré d'abord si l'urine était alcaline ou acide, afin de se mettre en garde contre l'erreur que peuvent faire commettre les phosphates dans une urine alcaline. L'urine étant neutre ou légèrement acide, on la chauffe dans un tube et l'on verse là-dessus quelques gouttes d'acide nitrique. Le second moyen d'examen a été de laisser tomber lentement un peu d'urine sur de l'acide nitrique froid. Dans tous les cas on a cherché des cylindres rénaux.

OBSERVATION I. — Epilepsie. — Albuminurie à la suite d'un accès ; disparition de l'albumine le lendemain.

J. M..., âgé de 22 ans. (Hôpital national pour les épileptiques et les paralytiques, Londres. Service de M. le docteur Buzzard). Pas de maladie nerveuse dans la famille. Le malade n'a jamais été d'une forte santé, il a toujours souffert de dyspepsie et de dépression morale. Il nie tout antécédent syphilitique.

Il a eu sa première attaque épileptique, il y a quatre ans, sans cause appréciable. Depuis cette date les intervalles entre les attaques, dont le malade a eu plusieurs, ont varié de 15 jours à 8 jours. Les accès sont diurnes et nocturnes. Le malade en est toujours averti par une douleur de tête et des nausées qui lui viennent quelques instants avant l'attaque.

Accès suivi d'albumine. — Pendant son séjour à l'hôpital il a eu plusieurs attaques, et après l'une d'elles on a trouvé une quantité considérable d'albumine dans son urine. Cette attaque présentait des caractères qui la distinguèrent nettement des autres. Elle a débuté par une perte de connaissance, suivie de convulsions ; cette phase terminée, le malade s'est assis sur une chaise et il a commencé à crier au plus fort ; sa figure exprimait la terreur. Plus on essayait de le calmer, plus il criait, et il semblait ne pas reconnaître ceux qui l'entouraient. Cet état durait d'une demi-heure à trois quarts d'heure. Pendant cette période on lui faisait des affusions froides sur la tête par intervalles. A chaque nouvelle application il y eût amélioration sensible, et il revint peu à peu à lui.

Après l'attaque, l'albumine existait en quantité considérable dans l'urine, sans cylindres rénaux. Le lendemain l'albumine avait disparu.

Pendant son séjour à l'hôpital il a eu plusieurs attaques moins violentes, consistant simplement en perte de connaissance suivie de convulsions. A chaque occasion l'urine fut examinée avec soin sans qu'on y ait jamais trouvé de l'albumine.

Observation II. — Femme épileptique. — Abuminurie après un accès; sa disparition le lendemain.

Louise G., âgée de 16 ans; entre à l'Hôpital national pour les épileptiques et les paralytiques, le 6 novembre 1876, dans le service de M. le docteur Ramskill.

Son père vit en bonne santé, sa mère est sujette à se trouver mal. Son frère avait des attaques dans son enfance pendant deux ou trois ans. Plusieurs enfants bien portants. Elle a toujours vécu dans sa famille.

A l'âge de 7 ans, a eu cinq crises épileptiques dans un court espace de temps; elle n'en avait plus jusqu'à l'âge de 12 ans lorsqu'elle en a eu plusieurs (après une frayeur). Depuis lors, à peu près tous les quinze jours, elle a douze ou quatorze crises dans une période de trois jours. Elle est avertie en général, mais pas toujours, par une sensation de vertige, tout tourne autour d'elle, et elle ne sait plus où elle est. Puis elle perd connaissance et tombe. La tête tourne à gauche, la face devient d'abord pâle, puis livide. Les membres des deux côtés sont convulsés. Elle se raidit, l'écume vient à la bouche et elle se mord la langue.

L'attaque dure deux à trois minutes et laisse la malade fatiguée et somnolente.

La mémoire n'est pas bonne et elle souffre souvent de mal de tête.

Accès suivi d'Albumine. — Le 19 décembre, elle a une crise, et dans la première urine recueillie après la fin de l'accès, l'on trouve une trace distincte d'albumine. Le nuage devient manifeste par la chaleur et ne disparaît pas par l'addition de l'acide nitrique. Le lendemain il n'y avait plus d'albumine dans l'urine.

Le 10 janvier, elle a une crise, on ne trouve pas d'albumine dans les urines.

Observation II. — Epilepsie. — Albuminurie et taches ecchymotiques, à la suite d'un accès; disparition de l'albumine le lendemain et des ecchymoses après quelques jours.

E. C., âgée de 28 ans, célibataire, blanchisseuse, Hôpital national pour les épileptiques et les paralytiques, service de M. le docteur Radcliffe.)

Antécédents. Son père vit encore et jouit d'une bonne santé. Sa mère est morte en couches.

Trois enfants vivants, cinq morts, dont quatre dans leur enfance, un plus tard phthisique. Pas de maladie nerveuse dans la famille.

Histoire de la malade. Cette jeune fille, sans avoir fait de grandes maladies, n'a jamais été d'une bonne santé. Elle est très-grande, a près de six pieds (anglais) de hauteur, et elle est si faible qu'elle est forcée de porter des supports en fer aux jambes.

Sa première attaque épileptique eut lieu deux ans avant son entrée à l'hôpital, sans cause appréciable. Il s'est écoulé un an entre la première et la seconde, et six mois entre la seconde et la troisième attaques. Alors les attaques se succédaient à des intervalles variables, jusqu'à un mois avant son entrée à l'hôpital. Elle a fréquemment des attaques de petit mal, plus souvent même que de haut mal.

Elle n'est avertie par aucun symptôme.

Accès suivi d'albumine. — Pendant son séjour à l'hôpital, elle n'a eu qu'une crise. Elle perdit connaissance, tomba subitement et eut des convulsions, d'abord toniques, puis cloniques, de tout le corps. La langue était mordue. L'attaque dura quelques minutes et fut suivie d'un sommeil profond.

La première urine rendue par la malade contenait de l'albumine en petite quantité. L'examen était fait par la chaleur et par l'acide azotique, un précipité flocculent léger s'est formé par la chaleur qui ne disparut pas par l'addition de l'acide azotique. Il n'y avait pas de cylindres rénaux.

Le lendemain on n'a plus trouvé d'albumine dans les urines, et, pendant plusieurs jours de suite, chaque examen n'a abouti qu'à un résultat négatif.

Taches ecchymotiques. — Cette malade présenta un second phénomène digne d'attention. Après son accès, la face et le cou devinrent le siége de taches ecchymotiques, ayant chacune de 1 à 3 millimètres de diamètre; elles ne disparaissaient pas par la pression. Il n'y en avait pas ailleurs sur le corps. Elle dit avoir eu des taches semblables après chacun de ses accès en ville. A cette occasion il en restait encore les traces au bout de huit jours.

OBSERVATION IV. — Hystéro-épilepsie. — Albuminurie en rapport avec une série d'accès rapprochés ; Erythème, ecchymoses, éruption acnéiforme, sueurs localisées à la suite des crises ; dilatation permanente des pupilles à la même époque ; hémiplégie gauche ; contracture du bras avec flexion des trois derniers doigts ; contracture de la jambe ; hémianesthésie et hémianalgésie du côté correspondant ; délire épileptique dont la malade n'a aucun souvenir.

Hôtel-Dieu, salle St-François, n° 3, service de M. le docteur Hérard.

Augustine Jourdan, célibataire, âgée de 20 ans. (Mars 1877.)

Antécédents. Elle dit n'avoir jamais été d'une bonne santé. A été nourrie au sein jusqu'à l'âge de six mois. A eu des convulsions à la première et à la seconde dentition. Le père et la mère sont encore vivants, mais le premier garde le lit, étant phthisique. Il y a eu dix enfants dans la famille, une morte phthisique à 19 ans. Six frères et trois sœurs bien portants.

Histoire de la malade. A l'âge de neuf ans, elle eut la fièvre typhoïde, et elle a gardé le lit dix-huit mois. C'est pendant la convalescence qu'ont commencé ses « attaques de nerfs ». Au début d'une attaque, elle éprouva des battements de cœur, puis perdit connaissance et tomba subitement, puis se débattait. N'avait jamais la sensation d'une boule.

Les attaques venaient à des intervalles de huit jours à un mois et commençaient toujours par des battements de cœur.

Réglée à 12 ans, assez régulièrement; sang pâle; durée des règles deux jours. Les attaques deviennent plus fréquentes. Elle a quelquefois de simples vertiges. Elle entre à l'hôpital d'Avranches, et reste là un an.

A 15 ans, elle entre à la Pitié pour une fluxion de poitrine qui est suivie d'une angine. Elle se brûle la cuisse gauche, dans une crise (on voit encore la cicatrice), et deux ans plus tard elle se casse la jambe droite pendant un accès.

A 17 ans (1874) nous l'avons trouvée dans le service de M. le docteur Hérard, à l'Hôtel-Dieu, avec hémiplégie du côté gauche, hémianesthésie complète (sensibilité générale et spéciale), et ptosis du même côté.

Elle avait en même temps une contracture des trois derniers doigts de la main gauche, qui s'étaient complétement fléchis contre la paume et résistaient à tout effort de les défléchir. Après un traitement par l'électricité pendant six semaines, ils se défléchissent, et l'on constate que la force musculaire est diminuée. Il y a quatre mois, la contracture s'est reproduite et elle persiste encore (mars 1877). L'hémiplégie a duré quinze mois, puis le malade a marché avec des béquilles pendant quelque temps. Le ptosis a disparu au bout de trois mois. Pendant son séjour à l'Hôtel-Dieu, elle avait des crises fréquentes d'hystéro-épilepsie, suivies plusieurs fois par des saignements du nez et des crachements de sang. Elle a présenté aussi, à cette époque, après une série de crises violentes très-rapprochées, des taches ecchymotiques sur les deux seins —de véritables stigmates, et, quelques jours après, un érythème couvrant toute la poitrine et une moitié de la face. Anurie complète pendant deux mois, puis miction difficile. Pendant longtemps, on était obligé de la sonder; depuis dix mois elle se sonde elle-même. Elle a eu pendant plusieurs semaines des vomissements incoercibles. Le lait fut le seul aliment qu'elle pût digérer. Elle n'a jamais eu de selles ni de mictions involontaires dans ses crises.

1875. Sortie de l'Hôtel-Dieu en 1875, elle retourne dans son pays. Elle devient enceinte et pendant sa grossesse n'a pas une seule crise. A cinq mois, elle fait une fausse couche; aussitôt en convalescence, elle va passer trois mois en Angleterre comme domestique.

Février 1877. Elle rentre à l'Hôtel-Dieu au mois de février 1877.

État actuel. — C'est une femme petite avec un peu d'embonpoint. Elle a plusieurs attaques par jour, six à huit quelquefois, et trois ou quatre la nuit. Elle n'en est plus avertie par des battements de cœur comme autrefois. Depuis onze mois, elle se mord la langue dans ses attaques.

Les attaques commencent souvent par un éclat de rire subite qui dure environ une ou deux minutes, puis elle perd connaissance, se roidit, a de l'écume à la bouche et commence à se débattre.

La durée de ses attaques varie de dix minutes à une demi-heure. La pression sur l'ovaire gauche même prolongée, ne paraît, ni les arrêter, ni les modifier. Les crises sont souvent suivies par des sueurs abondantes du côté gauche. Elle a un peu d'hébétude en se réveillant, mais qui ne dure pas. Après une de ses crises, le 24 février, elle passe dans un état de coma qui dure dix-huit heures.

Il y a hémianesthésie et hémi-analgésie complète du côté gauche, avec perte du goût des deux côtés, et de l'odorat et de l'ouie à gauche. Les pupilles sont fortement dilatées même en face de la lumière, également des deux côtés. Leur contractilité est parfaitement conservée. La vue est affaiblie à gauche.

La malade marche mais en boîtant un peu. Le bras gauche est plus faible que le droit. Les trois derniers doigts de cette main sont encore fléchis contre la paume, et on ne réussit pas à les défléchir.

Elle est intelligente et répond bien aux questions qu'on lui pose, mais elle s'excite facilement, pleure et rit pour un rien, se met souvent en colère. Elle se plaint d'une douleur constante dans la région ovarienne gauche, qui augmente par la pression. Le ventre est un peu enflé, et il y a un peu d'empâtement dans la région ovarienne gauche. Pas de règles depuis quatre mois. Elle ne se croit pas enceinte, et l'on ne sent pas l'utérus au-dessus du pubis. Elle a des pertes blanches qui deviennent un peu rosées de temps en temps. Pas de troubles digestifs. Pas de souffle au cœur; battements réguliers. Rien aux poumons.

26 *février.* Pas d'attaques hier, trois attaques ce matin, perte de connaissance subite et quelques mouvements désordonnés. Durée très-courte. On remarque qu'elle a des boutons d'acné, partout sur les membres supérieurs et inférieurs qui ont apparu depuis hier. *Urines* recueillies ce matin, quelques cuillerées seulement; ni albumine, ni sucre.

Accès suivis d'albumine. — 4 mars. Dix attaques fortes (il y avait une femme mourante à côté d'elle). Il y a des traces distinctes d'albumine dans l'urine. Pas de sucre, pas de cylindres rénaux.

6 *mars.* Trois attaques hier. *Urines.* Elle a passé dans les vingt-quatre heures à peine un quart de litre. Chargées, sédiment au fond. Traces distinctes d'albumine. Pas de sucre, pas de cylindres rénaux.

18 *mars.* A eu ses règles il y a quelques jours; elles étaient très-douloureuses et n'ont duré que quelques heures. Diminution de la matité et de l'empâtement dans la fosse iliaque gauche.

Elle a des attaques fréquentes, jusqu'à six dans les vingt-quatre heures.

Examen des urines fait presque tous les jours. On trouve toujours des traces bien marquées d'albumine, sans cylindres rénaux.

Le 24. Ayant eu à plusieurs reprises dans ces derniers jours du délire violent, dont elle ne garde aucun souvenir (elle a cassé les fenêtres, frappé les infirmiers, etc.), on l'a fait passer dans le service de M. le docteur Magnan, Asile Sainte-Anne, où nous la retrouvons au mois de juin. C'est à M. Magnan que nous devons les renseignements suivants.

A son arrivée à Sainte-Anne, M. Magnan a constaté qu'il y avait contracture de la jambe gauche : la malade marchait sur la pointe du pied, et le pied fut porté en dedans.

Muscles du côté interne de l'avant-bras contracturés. Flexion des trois derniers doigts contre la paume de la main. Impossible de les ouvrir. L'hémianésthésie et l'hémi-analgésie du côté gauche persistent.

9 *avril.* On applique un pôle d'une batterie électrique (20 éléments) sur la langue, l'autre sur la nuque. La malade sent un léger picotement. Avec quinze éléments elle ne sent rien. La suspension du courant provoque des phosphènes dans l'œil droit, rien à gauche. Avec cinquante éléments, le courant étant appliqué pendant dix minutes, le goût ne revient pas.

Avec trente éléments, le courant étant appliqué au bras gauche, la sensibilité revient au bout de quatre minutes.

Examen ophthalmoscopique. — Fond de l'œil normal des deux côtés.

Le 11. On fait respirer du chloroforme à la malade; les membres deviennent souples. On défléchit les doigts, et l'on place la main sur une palette, où elle reste dans l'extension pendant quinze jours, puis commence à se contracturer de nouveau.

La jambe était redevenue contracturée immédiatement après la chloroformisation.

On trouve la sensibilité conservée à la paume de la main, quoique perdue partout ailleurs à gauche.

14 *juin.* On refait les expériences sur la sensibilité générale et

spéciale. La malade sent un peu lorsqu'on lui touche du côté interne des membres. Elle reconnaît l'odeur du camphre et de l'acide acétique. Pas d'autres changements à noter.

Elle part quelques jours plus tard pour son pays. Pendant son séjour à Sainte-Anne, la malade a eu à plusieurs reprises du délire violent, dont elle n'a aucun souvenir.

Les urines n'ont pas été examinées depuis le mois de mars.

De la glycosurie épileptique

La glycosurie chez les épileptiques a été, comme l'albuminurie, tour à tour affirmée et niée. Les recherches à ce sujet qui ont été faites jusqu'à présent en France, n'ont abouti (avec de rares exceptions [1]) qu'à un résultat négatif [2]. Et dans les ouvrages des observateurs anglais, nous n'avons pu recueillir qu'une seule observation, celle de M. Goolden (*the Lancet*, juin 1854). Cet auteur dit : « La présence de sucre dans l'urine sans polyurie est assez commune, et associée si fréquemment avec les maladies d'origine cérébrale, qu'il se trouve peu de cas de chorée ou d'épilepsie chez les jeunes sujets sans production d'une trace de sucre dans les urines. »

Voici l'enseignement de Trousseau à ce sujet :

« C'est à un trouble momentané éprouvé par le système nerveux, que l'on peut rapporter ce fait, signalé par plusieurs médecins, par M. Michéa et Alvaro Reynoso entre autres, que les urines des épileptiques et des hystériques après les attaques contiennent du sucre ; fait à la vérité, qui n'a pas été confirmé par tous les praticiens, mais qui, pour ceux que je viens de nommer, résulte d'un grand nombre d'observations, recueillies exactement. »

1. Trousseau, Cliniques. Du diabète sucré, vol. II, p. 774, 4e édit. Reynoso, Comptes rendus de l'Académie des sciences, 1er décembre 1851.

2. Michéa. Comptes rendus de l'Académie des sciences, 15 déc. 1851.

3. Trousseau. Loc. cit.

Ces observations, nous les avons cherchées en vain, et voici tout ce que nous avons pu trouver pour expliquer l'affirmation de Trousseau.

En 1851, Alvaro Reynoso présenta à l'académie des sciences[1], deux notes sur la présence de sucre dans les urines des malades ayant une affection quelconque de l'appareil respiratoire. Il ajoute : « on en trouve aussi dans les cas d'hystérie et d'épilepsie, » mais il ne donne aucun détail, et ne présente pas une seule observation pour démontrer l'exactitude de ce qu'il avance.

Quant aux observations de M. Michéa[2], elles sont mentionnées dans les comptes rendus de l'académie des sciences (15 déc. 1851) « M. Michéa, à l'occasion des dernières communications de M. Reynoso sur la présence de sucre dans les urines des sujets atteints de maladies du système nerveux, adresse une note sur l'état des urines chez les hystériques et les épileptiques. Il a analysé dans quatre cas d'hystérie et deux cas d'épilepsie, l'urine rendue quelques heures après la fin des attaques... Il n'a pas trouvé chez ces sujets le moindre vestige de sucre dans l'urine. »

Lander Brunton[3] et Echeverria[4], citent Reynoso comme leur autorité pour affirmer l'existence de la glycosurie épileptique, mais le premier n'en donne pas une seule observation, et le second n'en signale qu'un cas, où le sucre apparut après l'administration du curare, observation par conséquent sans valeur.

1. Alvaro Reynoso. Comptes rendus de l'Académie des sciences. 20 oct 1er déc. 1851.

2. Michéa, Comptes rendus de l'Académie des sciences, 15 décembre 1851. Annales médico-psychologiques, 1852.

3. Lectures on diabetes, British Medical Journal, 1874.

4. On epilepsy, New-York, 1870.

Les cas de glycosurie épileptique, sont-ils aussi rares que cet absence d'observation semblerait indiquer?

Qu'ils soient rares est chose évidente, car, non-seulement nous ne trouvons dans les auteurs qu'une seule observation publiée avec détails (que nous reproduirons *in extenso* plus loin, obs. 5), mais parmi les quarante malades à la Salpêtrière, dont on a examiné les urines à des intervalles de 15 min. à une heure après leurs accès, il ne s'est trouvé qu'un cas qui se rapporte à notre sujet, obs. 6. On pourrait nous objecter que l'urine de ces maades a été recueillie trop tôt après la crise, puisque M. Cl. Bernard a démontré par ses expériences sur les animaux, que, le sucre n'apparaît dans les urines, chez eux, qu'à une intervalle de deux heures à deux heures et demie après la production de la lésion nerveuse.

Cette objection ne s'appliquerait pas aux vingt-cinq observations de M. Sturge, qui n'a recueilli l'urine de ses malades qu'à des intervalles de deux à trois heures après leurs accès, et qui, pourtant, n'a pas constaté un seul cas de glycosurie épileptique.

Nous devons à M. le professeur Ringer, du Collége de l'Université de Londres, l'obs. n° 7, d'un intérêt remarquable. L'obs. n° 8 nous a été communiquée par M. le docteur Barlow de l'hôpital des enfants, Great-Ormond St. Londres.

A propos du foie, nous pouvons ajouter que M. Voisin [1] a observé plusieurs fois consécutivement, à des attaques épileptiques, des troubles hépatiques passagers, consistant en augmentation du volume du foie et en ictère, (comparer avec les observations de M. Vulpian dans des cas de lésions du plancher du quatrième ventricule. Par. 56, chap. I).

1. Art. Epilepsie, Dictionnaire de médecine et de chirurgie, Jaccoud.

Observation V[1]. — Garçon de treize ans, épileptique. — Glycosurie sans polyurie; la glycosurie en rapport avec la fréquence et la violence des accès; aucun symptôme du diabète sucré; disparition du sucre lorsque les accès deviennent moins fréquents et prennent le caractère d'un simple vertige.

E.M., âgé de 13 ans, est amené à ma consultation par ses parents en juillet 1853. Il est sujet, depuis l'âge de 3 ans à des crises d'épilepsie. Au début, il y avait des intervalles de plusieurs semaines entre les crises. Une fois l'accès a été suivi de douleurs dans la hanche et l'enfant boitait pendant quelques temps. Après avoir eu la coqueluche et la rougeole, les crises cessaient pendant douze mois, pour recommencer il y a trois ans. Ils surviennent maintenant tous les jours à des intervalles irrégulières. Occupé d'une manière quelconque, il perd connaissance subitement, murmure quelques mots et reste sans bouger pendant plusieurs minutes. Il n'est jamais tombé, et il n'a jamais eu de convulsions. Après l'attaque, il a froid, et sent l'envie de dormir.

La marche est un peu chancelante, et l'enfant se retourne un peu difficilement.

Constipé habituellement, il a une crise chaque fois qu'on le purge.

Urine. P. S. 1022., très-chargée, acide, et contient du sucre en quantité considérable. Voici le procédé d'examen : On filtre l'urine, on la bout avec un excès de soude, on la filtre une seconde fois et l'on ajoute quelques gouttes de sulfate de cuivre en solution à une petite quantité du liquide dans un tube. En bouillant le mélange, on voit le précipité bleu produit par le cuivre changer en jaune. Cette expérience a été faite plusieurs fois à des intervalles de deux ou trois jours.

Le 13 *août*, je prescris une portion avec deux grammes de sulfate de magnésie deux fois par jour, et un purgatif (mélange de craie et de mercure), chaque soir. Ce médicament agit en purgeant fréquemment. L'urine devient claire, mais le P. S. reste le même, et la quantité de sucre ne diminue pas. La quantité d'urine dans les vingt-quatre heures ne dépasse pas quatorze à vingt onces (420 à 600 grammes). Les crises augmentent de fréquence et sont en rapport avec les selles.

20 *août*. On cesse le traitement et l'enfant a une selle environ tous les deux jours seulement. Je le fais coucher sur un lit, et prescris des compresses mouillées sur la tête afin d'entretenir une évaporation constante.

1. Observation du docteur Goolden, médecin à l'hôpital Saint-Thomas, Londres. « The Lancet », juillet 1854.

Il ne prend que du lait et des aliments farineux pendant huit jours. On trouve alors le P. S. à 1014, la quantité d'urine reste la même, il n'y a plus aucune trace de sucre. A cette époque l'enfant avait un accès par jour seulement. A partir de ce moment, les accès deviennent moins fréquents et moins sévères. Le malade ne perd pas connaissance dans ses crises maintenant, il a tout simplement un vertige, et il passe quelques fois huit jours sans rien éprouver. Le sucre n'a jamais reparu dans l'urine.

Observation VI. — Femme épileptique. — Glycosurie sans polyurie pendant plusieurs jours : aucun symptôme du diabète sucré; disparition de la glycosurie, le nombre des accès ayant diminué de moitié depuis son entrée à l'hospice.

Louise Michel (hospice de la Salpêtrière), âgée de 17 ans, service de M. Charcot. Entrée le 20 août 1861.

Renseignements par le père. Un frère mort en convulsions à l'âge de 2 ans.

Antécédents. Un cousin germain idiot. Pas de consanguinité des parents. Pas d'alcoolisme.

Histoire de la malade. Cette jeune fille a commencé à avoir des crises épileptiques à l'âge de 6 ans, et, elle continuait à les avoir jusqu'à l'âge de 7 ans. Elle a eu alors un intervalle d'un an (suite d'une amputation de la jambe droite pour un traumatisme), après laquelle, les crises ont recommencé. Avant son entrée à la Salpêtrière, elle passait rarement une journée sans avoir une crise, et elle en avait quelquefois jnsqu'à dix ou douze. Les accès étaient diurnes et nocturnes. Elle savait d'avance lorsqu'elle était pour avoir un accès et criait : « Papa ! Papa ! » Les convulsions étaient généralisées et violentes. Elle avait de l'écume à la bouche, et quelques fois elle se mordait la langue. Elle urinait involontairement ; après l'attaque elle vomissait.

Fut réglée à 17 ans.

Le 22 juin 1874, son urine fut examinée pour la première fois après un accès, par M le docteur Bourneville.

Urines après un accès. L'accès avait eu lieu pendant la nuit et la malade urinait environ trente minutes après, *urine* claire avec légers flocons au fond du vase. Pas d'albumine. Pas de sucre. (Réactifs : chaleur, acide azotique, chaleur et acide azotique. Liqueur de Barreswill.

Le 29 juin. Urines recueillies trente minutes après un accès; claires, citrines, légers flocons au fond. Pas d'albumine. La liqueur de Barreswill produit un précipité rouge, peu abondant mais indubitable.

6 *juillet.* Urines recueillies une heure après l'accès. Claires, léger nuage au fond du vase. Ni albumine ni sucre.

10 *juillet.* Urines recueillies une heure après l'accès. Couleur de bouillon. Pas d'albumine. Par la liqueur de Barreswill, léger précipité rouge.

16 *juillet.* Urines recueillies quinze minutes après l'accès. Assez claires, couleur jaune-rouge. Pas d'albumine. Par la liqueur de Barreswille, léger précipité rouge-brun.

6 *août.* Urines claires, léger nuage au fond. Ni albumine ni sucre.

22 *août.* Urines recueillies une demi-heure après l'accès. Ni albumine, ni sucre.

La malade est sortie le 27 septembre 1874. Le nombre de ses accès avait diminué de beaucoup depuis son entrée à l'hospice. Elle est rentrée en février 1875. Les urines n'ont plus été examinées avant le mois d'avril 1877. On n'y trouve ni albumine, ni sucre. Elle avait eu un accès quelques jours auparavant.

Le 17 juillet. Elle n'a plus eu d'accès depuis le 12 avril. Les urines examinées à plusieurs reprises ont été normales. Cette malade a été traitée par le bromure de camphre. Elle en a pris jusqu'à 1 gramme par jour.

Observation VII. — Homme de soixante-trois ans, épileptique depuis cinq ans. — Glycosurie passagère en rapport avec chaque crise, dont la durée augmente à mesure que les crises se rapprochent ; ralentissement du pouls à chaque accès ; urines normales dans les intervalles des accès ; santé bonne ; aucun symptôme d'une maladie nerveuse en dehors des accès ; mort en état de mal.

M. X... âgé de 63 ans. Le malade avait toujours joui d'une bonne santé jusqu'à 1871, lorsque sans cause appréciable il a commencé à avoir des crises épileptiques à peu près tous les trois mois, se portant parfaitement bien dans les intervalles.

Le docteur Ringer l'a vu pour la première fois en 1873. Six mois après, le malade ayant dit qu'à la suite de chaque accès il urinait un peu plus que d'habitude pendant quelques jours, l'examen de ses urines a été faite régulièrement et avec grand soin à partir de cette date. Le réactif employée était le « liquor potassœ » de la pharmocopée anglaise.

Voici ce que le docteur Ringer a constaté : Après chaque accès il y avait du sucre en grande quantité, qui diminuait peu à peu dans l'intervalle entre deux accès et avait complétement disparu neuf ou dix jours après la crise, pour reparaître immédiatement après la crise suivante.

Les accès deviennent plus fréquents jusqu'à avoir lieu toutes les six semaines puis tous les mois ; le sucre paraît dans les urines pendant un temps plus considérable après chacun de ses accès rapprochés, et vers la fin de l'an 1874, les crises étant très-fréquentes le sucre se trouve presque constamment dans l'urine.

L'augmentation dans la quantité d'urine après les accès n'était nullement en rapport avec la quantité de sucre, et fut beaucoup moindre que dans les cas de diabète sucré, dont ce malade ne présenta du reste aucun symptôme. Jusqu'à la fin il n'a jamais eu de polyurie véritable, ni soif, ni sécheresse des muqueuses ou de la peau, ni troubles digestifs. Au contraire sa santé en dehors des accès était très-bonne. Il n'avait jamais eu de paralysie, même partielle, ni aucun symptôme d'une maladie du système nerveux.

Le malade présenta un second phénomène d'un grand intérêt. A chaque accès il y avait un ralentissement du pouls considérable. Il est descendu plusieurs fois jusqu'à 20 pulsations par minute. Tout d'un coup, presque immédiatement après le début de l'accès, le pouls étant à 70 ou 80, il s'arrête pendant quelques instants, puis recommence avec 20 à 25 pulsations par minute. Il continue ainsi pendant plusieurs minutes après l'accès, puis se relève peu à peu.

Enfin le 15 juin 1875, le malade, qui avait depuis quelque temps plusieurs crises par jour, passe à l'état de mal et meurt le lendemain.

L'autopsie n'a pas été faite.

Observation VIII. — Garçon de huit ans, épileptique. — Glycosurie après un accès épileptique; santé générale bonne; aucun symptôme du diabète sucré.

A. G. garçon de 8 ans vient à la consultation du docteur Barlow à l'hôpital des Enfants malades (Great Ormond St.) Londres.

Il a plusieurs crises d'épilepsie par jour, dix au minimum. L'attaque est toujours bilatérale et le laisse pâle et fatigué. Il n'y a jamais eu d'hémiplégie, ni paralysie aucune. Il répond aux questions qu'on lui pose, sans aucun embarras de la parole. L'intelligence est un peu faible et l'enfant paraît fatigué.

A l'examen ophthalmoscopique on trouve le fond de l'œil normal.

Examen des urines recueillies une heure après une crise. Réactif employé, la liqueur de Fehling. Sucre en petite quantité mais indubitable. Pas d'albumine. Lorsque cet examen fut fait l'enfant n'avait encore fait aucun traitement. Il n'avait aucun symptôme du diabète, ni soif, ni polyurie, ni troubles digestifs, ni sécheresse des muqueuses. La santé générale restait bonne, quoique l'enfant fut très-fatigué par la fréquence des crises.

Les crises diminuaient de fréquence sous l'influence du bromure de potassium.

Les urines n'ont pas été réexaminées.

Des congestions et autres phénomènes morbides du côté de la peau, chez les épileptiques.

Divers auteurs ont constaté des faits de congestions de la peau chez les épileptiques. Echeverria [1] parle ainsi à ce sujet : Nous avons noté trois fois chez des sujets mâles, et deux fois chez des femmes, des sueurs anormales en rapport avec leurs accès. Chez un homme qui était sujet au petit mal, des sueurs de la tête et des bras l'avertissaient de l'imminence de la crise. Un second transpirait toujours abondamment, après son vertige. Un troisième, qui était devenu épileptique après une fracture du crâne, avait des sueurs à odeur répugnante après chaque paroxysme. Dans tous ces cas il y avait hypérémie de la peau en rapport avec l'accès.

Chez une femme de trente ans, Echeverria a vu une éruption de pétéchies confluentes, suivre chaque accès nocturne, Les taches étaient mieux marquées lorsque les accès nocturnes devaient être suivis du petit mal le lendemain. Elles ne disparurent qu'au bout de deux ou trois jours.

Chatelet[2] fait mention d'un cas semblable, où l'éruption apparaissait après une série d'accès, mais jamais après une crise solitaire.

Trousseau[3], dit avoir vu plusieurs fois des taches ecchymotiques sur la face et le cou de certains malades à la suite des crises épileptiques. Il cite l'auteur Van Swieten,

1. Echeverria, « On Épilepsy ». New-York, 1870.
2. Mémoires et Comptes rendus de la Société de Médecine de Lyon, t. II 1863.
3. Trousseau, Cliniques médicales, 4e édit. Épilepsie, t. II, p. 100.

qui avait vu ces ecchymoses par tout le corps, chez des épileptiques après leurs accès.

Voisin[1] dans son article « Épilepsie », dit : « Le début de l'attaque s'est accompagné deux fois sous mes yeux, d'un rash de toute la surface du corps, qui a précédé la période tétanique, puis l'a accompagnée, et m'a paru dépendre d'une action paralysante exercée sur le grand sympathique .... J'ai observé des cas de sueurs considérables des mains, qui annoncent, et accompagnent les séries d'attaques. »

Dans l'*obs.* n° 4, nous avons déjà vu une femme, hystéro-épileptique, qui présentait, à des époques diverses, de l'albuminurie, des stigmates, de l'érythème, des poussées d'acné, et des sueurs unilatérales, en rapport avec ses accès.

L'*obs.* n° 3 nous a montré une épileptique qui à eu, après une crise, des taches ecchymotiques qui persistaient pendant huit jours.

Parmi les observations suivantes nous trouvons deux cas de taches ecchymotiques (n°s 9, 10),à la suite d'accès épileptiques, et trois cas d'érythème (n°s 11, 12, 13), mais chez deux de ces derniers malades le phénomène *précédait* toujours l'attaque. Dans un des cas il était accompagné chaque fois d'une élévation dans la température.

La dernière observation, n° 14, est celle d'une malade que nous avons vue, il y a quelques jours seulement, à l'hôpital Ste-Anne. Elle a eu ce jour-là plusieurs accès, à la suite desquels elle a présenté sur ses membres le phénomène connu sous le nom de chair de poule.

1. Dictionnaire de médecine et de chirurgie, Jaccoud

Observations IX et X. — Deux observatioas de malades épileptiques chez lesquels les crises étaient suivies de taches ecchymotiques qui ne disparaissaient qu'au bout de quelques jours, par M. John Crossman, M. R. C. S. Medical Times and Gazette, le 30 décembre 1876.

Observation IX. — Femme âgée de 20 ans, sujette à des crises d'épilepsie depuis plusieurs années, le plus souvent nocturnes. Elle est amenée par son père à la consultation de M. Crossman, pour la première fois après une crise plus violente que d'habitude, après laquelle elle avait présenté une « éruption ». Son père dit aussi qu'après plusieurs crises la peau de la malade avait subi une modification de couleur. « En la regardant avec soin, » dit M. Crossman, « j'aperçois que la face et le cou, et surtout la région du muscle sterno-mastoïdien, sont couverts de taches congestives innombrables, qui donnent au teint une couleur de cuivre, de sorte que, selon l'expression du père, elle ressemble à une Indienne rouge. La paupière de chaque côté, et même la conjonctive palpébrale, sont le siége de taches semblables. Cette extravasation sanguine disparaissait peu à peu, et au bout de quelques jours la peau était revenue à l'état normal. A part ce phénomène, il n'y avait rien de particulier à noter chez cette malade dans le cours de sa maladie. Il est évident que les ecchymoses en question furent constituées par du sang extravasé immédiatement au-dessous de l'épiderme. »

Observation X. — Homme âgé de 22 ans, santé bonne. A trois crises épileptiques en deux heures sans cause appréciable. Après la crise, les paupières, les inférieures surtout, sont couvertes de très-petites taches ecchymotiques, la conjonctive oculaire de même. La pupille gauche est plus dilatée que la droite, et c'est du même côté que l'extravasation est plus marquée. Les taches commencent à pâlir le jour même, et au bout de trois jours il n'en reste plus trace.

Observation XI. — Femme hystéro-épileptique, âgée de vingt-trois ans. — Rougeur de la face, des oreilles, du cou et de la poitrine consécutive aux crises ; la rougeur ne commence qu'environ dix minutes après la fin de la crise, et dure de vingt minutes à une heure ; elle est accompagnée de chaleur dans les parties affectées, dont la malade, qui est hemianesthésiée à gauche, n'a conscience qu'à droite.

Mathilde Carklot. Hôpital temporaire, salle Saint-Joseph, n° 24, service de M. le Dr Lépine.

Antécédents. La mère est morte d'une fièvre typhoïde. Le père est bien portant, le frère aussi, qui est soldat.

Histoire de la malade. Cette femme est âgée de 23 ans. Elle est née à Châtillon-sur-Loire. Elle jouissait d'une très-bonne santé pendant son enfance. A l'âge de 14 ans elle vient à Paris et se met apprentie chez un coiffeur. Pendant son séjour à Paris, elle a de fréquents maux de tête, et elle perd beaucoup en blanc. Elle n'est pas encore réglée. Un an plus tard elle retourne dans son pays, et travaille chez une couturière. A l'âge de 16 ans, elle se place comme femme de chambre à Paris.

Première crise nerveuse. C'est là qu'elle a, dans le courant d'une année, ses deux premières crises. Voici tout ce qu'elle sait là-dessus. La première fois, étant contrariée, elle entre subitement en colère, et tombe en perdant connaissance. La seconde fois, s'étant couchée comme d'habitude le soir, elle se trouve par terre au milieu de la nuit A chaque occasion elle souffre de la tête après l'attaque, et elle éprouve une douleur dans la région ovarienne gauche qui dure à peu près une demi-heure. La langue n'était pas mordue, et il n'y avait pas d'écume à la bouche.

Plus d'attaques depuis cette date jusqu'au mois d'octobre 1876. Elle ne ressent aucun effet de celles qu'elle a eues.

Apparition des règles. A 19 ans elle est réglée pour la première fois, sans troubles notables, et les règles viennent régulièrement tous les mois.

Première attaque de rhumatisme, 1873. Dans cette même année elle a eu une première attaque de rhumatisme articulaire aigu à rechutes, suivi de battements de cœur et d'enflure des jambes. Elle reste 9 mois à l'Hôtel-Dieu, dans le service de M. le professeur Béhier; elle sort en bonne santé, et reprend son travail, mais elle éprouve des battements de cœur et de la gêne à respirer lorsqu'elle monte les escaliers.

Seconde attaque de rhumatisme. Au mois d'avril 1874, elle entre à l'hôpital Saint-Antoine, pour une seconde attaque de rhumatisme aigu, avec troubles cardiaques; elle y reste 4 mois. Depuis, elle ressen toujours des douleurs par les temps humides.

Le 17 février 1876, elle entre dans le service de M. le Dr Lépine, pour une purpura hemorrhagica généralisée. (On voit encore d'énormes cicatrices sur l'épaule gauche et sur les fesses de la malade, mars 1877). Elle se sent très-fatiguée, ses jambes sont enflées, et l'on y voit des « cloques noires ».

Elle sort de l'hôpital avant la cicatrisation complète, et reste, encore malade, pendant tout l'été chez elle. Au mois de septembre elle rentre à l'hôpital, ayant encore des cicatrices incomplètes.

Là, elle a une crise hytéro-épileptique vers le 20 septembre, et elle commence bientôt à avoir cinq ou six attaques par jour. En effet, chaque fois qu'elle voit une autre malade de la salle avoir une crise, elle fait de même. Cet état dure deux mois et demi. Puis le nombre des attaques diminue à mesure que l'autre malade cesse d'en avoir, et elle va quelquefois jusqu'à dix jours sans rien éprouver.

Elle n'a jamais eu le petit-mal.

Nous voyons la malade pour la première fois au mois de mars 1877. Voici ce que nous constatons :

Etat actuel.—Le 10 mars 1877. C'est une femme de taille moyenne, bien bâtie, assez grasse. Le teint est très-clair, les joues rosées. Elle est très-intelligente, et répond bien aux questions qu'on lui pose. Elle aime beaucoup s'occuper, et prête son aide à balayer la salle, etc. Contrairement à ce qui se voit chez beaucoup de femmes hystéro-épileptiques, elle ne paraît éprouver aucun plaisir à être un objet d'attention pour les autres, mais elle désire ardemment la guérison, afin de reprendre sa vie ordinaire.

La force musculaire paraît égale des deux côtés. Elle a eu pourtant une hémiplégie gauche depuis son entrée à l'hôpital. La sensibilité générale et spéciale fait entièrement défaut de ce côté, et le sens musculaire aussi; la malade ne reconnaît pas la forme d'un objet qu'elle examine avec la main gauche, les yeux fermés. Elle est tantôt avertie de l'imminence d'une crise par des vomissements qui la précèdent de quelques minutes, tantôt par la sensation d'une boule qui lui remonte à la gorge et l'étouffe; tantôt elle n'en a aucun avertissement. Elle pâlit, perd connaissance subitement et tombe en arrière; elle devient rigide, les poings sont fermés et serrés, la respiration est bruyante. Cette phase dure quelques secondes. Puis survient subitement un véritable opisthot nos, et les bras sont tirés en arrière. Ce mouvement se répète plusieurs fois à des intervalles d'une ou deux secondes. Alors commencent des mouvements violents de tout le corps, qui reste toujours en demi-opisthotonos, et plusieurs personnes suffisent à peine pour empêcher la malade de se blesser grièvement. Elle donne des coups de pied à droite et à gauche, puis bat le sol avec les bras, la tête et les jambes. Pendant cette période, l'écume lui vient abondamment sur les lèvres et la face rougit. Sa langue est rarement mordue.

La pression sur l'ovaire ne paraît exercer aucune influence sur la durée de la crise, qui est de dix à vingt minutes. Aussitôt finie, la malade se relève, paraît honteuse, se plaint de la tête et s'occupe à réparer le désordre de sa toilette. Dix minutes après, lorsqu'elle ne porte plus trace de sa crise, on voit les joues commencer à se colorer, la rougeur s'étendre peu à peu aux oreilles, au cou, et quelquefois jusqu'à couvrir toute la poitrine. Cette rougeur dure de vingt minutes à une heure. Elle est accompagnée de chaleur dans les parties affectées, dont la malade n'a conscience qu'à droite.

Un second phénomène qui suit régulièrement la crise chez cette malade est une sensation de douleur dans la région ovarienne gauche, qui pers ste pendant une demi-heure environ. Cette malade est bien réglée. Les crises sont plus fréquentes et plus fortes vers l'époque de ses règles. Ce sont les crises violentes qui sont toujours suivies de la rougeur que nous avons décrite.

La malade a pris du bromure de potassium pendant trois mois après son entrée à l'hôpital, puis le bromure de camphre pendant trois mois, sans amélioration notable dans son état.

Elle n'a jamais eu de troubles digestifs autres que les vomissements qui précèdent les crises.

Pas de troubles du côté de la vessie.

Le 10 mars, nous examinons l'urine après une crise; elle ne contient ni albuminurie ni sucre. Examinée à plusieurs reprises après, et en dehors des crises elle n'a jamais contenu ni sucre ni albumine.

Les battements du cœur sont réguliers. On n'y constate aucun souffle. Le pouls est régulier, égal, et ne présente rien de particulier.

Avril. Pendant le mois d'avril la malade reste trois semaines sans avoir une crise, mais elle souffre tout le temps d'une vive céphalalgie avec exacerbation au moment de ses règles. Elle a cessé tout traitement à la fin de mars. Vers la fin du mois elle a trois crises moins violentes que celles dont nous avions été témoin, mais qui sont également suivies de rougeur de la face, etc.

Nouvelle période de dix jours sans attaques et sans céphalalgie. La malade a très-bonne mine et paraît engraisser.

Mai. Au commencement du mois elle a deux crises légères, suivies, comme les autres, de rougeur, mais qui ne s'étend pas à la poitrine.

Le 3. Elle sort pour se placer comme bonne.

Le 22. La mère du service, qui l'a vue deux fois, dit qu'elle a eu deux crises fortes depuis sa sortie.

Juin. Pendant ce mois, la malade qui fait le service d'une bonne en ville, n'a presque pas de crises.

OBSERVATION XII. — Garçon âgé de quatorze ans, épileptique depuis 1874. — Les crises sont toujours précédées d'un changement de caractère, de rougeur et d'enflure du nez et des oreilles (l'oreille gauche surtout), ressemblant à un érysipèle.

Arthur Baldin, âgé de quatorze ans, épileptique, vient à la consultation du docteur Buzzard, à l'Hôpital National pour les épileptiques et les paralytiques de Londres, pour la première fois, juin 1875.

Histoire du malade. — Il a eu sa première crise au mois de janvier 1874. Au début, il en avait une ou deux chaque nuit; depuis Noël 1874, il a eu une crise toutes les trois ou quatre semaines, toujours la nuit. Pas de miction involontaire.

Aura. — La crise est toujours précédée pendant vingt-quatre à trente-six heures des phénomènes suivants : l'enfant devient très-irritable et se plaint de la tête; les oreilles (la gauche surtout) et le nez deviennent rouges et douloureux, et dans le conduit externe de l'oreille gauche il éprouve une vive démangeaison. Il devient triste et cherche à se cacher.

Deux médecins ayant vu, à deux occasions différentes, cette congestion des oreilles pour la première fois, ont cru à un commencement d'érysipèle.

On prescrit le bromure de potassium, 2 grammes.

Juillet 1875. Au mois de juillet 1875 il a deux crises. La congestion dont nous avons parlé a été très-marquée avant chaque crise. A partir de cette date, amélioration notable.

1876. Pas de crises.

Observation XIII[1]. — Femme épileptique. — Élévation de la température pendant plusieurs jours; congestion de la face et de la conjonctive plus prononcée d'un côté que de l'autre, avant les crises.

E. B., femme, a des attaques convulsives tous les mois. Entre 8 heures du matin et 3 heures du soir, elle a des séries d'attaques qui ont lieu à peu près aux mêmes heures chaque jour pendant la période de ses crises. Pendant sept à neuf jours avant la première attaque d'une série, la température s'élève comme on la voit sur la table suivante :

17	juin	37°,	13	juillet	37°,2
18	»	37°,3	14	»	37°,3
19	»	37°,5	15	»	37°,1
20	»	37°,4	16	»	37°,1
21	»	37°,5	17	»	37°,5
22	»	37°,5	18	»	37°,5
23	»	37°,5	19	»	38°
24	»	38°	20	»	37°,9
25	»	Première attaque de la série.	21	»	37°,5
			22	»	Première attaque de la série.

Il y a aussi une élévation de température pendant la crise qui me paraît due aux efforts musculaires.

Non-seulement elle présente avant chaque accès le phénomène que nous venons de mentionner; mais en même temps la face devient rouge et la conjonctive injectée. Les congestions sont plus marquées d'un côté que de l'autre, ce qui semblerait indiquer un dérangement des centres vaso-moteurs. La malade a toujours remarqué que la force musculaire était diminuée du côté où la congestion était la plus prononcée.

1. Des Changements de température dans l'épilepsie et l'état de mal, par Bevan Lewis, L. R. C. P., médecin et pathologiste à l'asile des aliénés. West Riding Yorkshire, « Medical Times and Gazette », le 11 mars 1876.

Observation XIV. — Femme épileptique âgée de quarante-deux ans. — Petit mal depuis 1862 ; grandes crises tantôt partielles, tantôt complètes, depuis 1864 ; elle a eu jusqu'à quarante-deux attaques dans une journée pendant sa grossesse; une enfant seulement, qni a dix ans, bien portante ; elle reconnaît que la crise est finie à l'état de la peau des bras et des jambes, qui présente le phénomène connu sous le nom de « chair de poule », est fraîche au toucher et devient très-chaude quelques instants plus tard ; accès de délire avec lucidité pendant la phase inconsciente.

Henriette Boileau, âgée de 42 ans, mariée, vient depuis sept ans à la consultation de M. le docteur Magnan, hospice de Sainte-Anne.

Antécédents. Pas de renseignements sur les parents. Santé bonne avant son mariage. Toujours bien réglée.

Hist. de la malade. Renseignements par le mari.

Vertiges. Sa femme était très-bien portante jusqu'à l'année 1862, lorsqu'elle a eu son premier vertige. Elle devint tout d'un coup pâle et resta sur sa chaise quelques instants sans faire un mouvement. A partir de cette date elle devint sujette à des attaques semblables, et à la fin de chaque crise un peu d'écume lui venait à la bouche. En 1864, elle a commencé à avoir de grandes attaques, jusqu'à cinq ou six par mois. Pendant sa grossesse, il y a dix ans, elle a eu jusqu'à 42 crises dans une journée. Son enfant vit, bien portante.

Depuis le début de la maladie, Mme Boileau a deux vertiges par mois. Le nombre des grandes crises varie, de même que leur caractère. Tantôt ce sont des épilepsies partielles, dont nous avons été plusieurs fois témoin. Assise tranquillement sur sa chaise, en train de nous raconter son histoire, elle étend tout d'un coup le bras droit, la main se contracte et les doigts sont fléchis de manière à saisir le bord de la table. En même temps la tête est rejetée en arrière, les yeux se ferment, puis surviennent des convulsions toniques répétées, qui se bornent tantôt au côté droit, tantôt deviennent généralisées, mais avec prédominance à droite. Si l'on lui ouvre les yeux au début de la crise, on voit les pupilles se dilater subitement; elles restent dilatées pendant quelques instants, puis il y a contraction momentanée, et la dilatation reprend. Pas d'écume à la bouche. La crise dure de quelques secondes à deux ou trois minutes. Aussitôt revenue à elle-même, la malade regarde son bras et dit : « C'est fini, vous le voyez sur mon bras. » A ce moment, les téguments des quatre membres présentent le phénomène connu sous le nom de « chair de poule; » la peau est un peu fraiche au toucher. Quelques instants plus tard elle est très-chaude et la malade dit : « J'ai très-chaud aux pieds, très-chaud. » Pas d'hébétude après l'attaque, pas même momentanée. Elle est souvent avertie à l'instant même où l'attaque va commencer par une douleur qui part « de l'estomac, » et remonte. Son pouls, qui bat 68 à l'état normal, était à 80 pendant une des crises auxquelles nous avons assisté.

Nous ne l'avons pas vue dans ses grandes attaques. Elle est avertie de ces attaques par un changement de caractère vingt-quatre heures d'avance; elle devient méchante et insupportable à tous ceux qui l'entourent.

Délire. Cette femme a eu à plusieurs reprises des accès de délire épileptique, avec lucidité apparente pendant la phase inconsciente. A ces moments elle éprouve des impulsions irrésistibles, frappe son mari, sa fille, et a frappé une fois sa vieille mère, qui voulait l'empêcher de sortir.

Dimanche dernier, la malade, dans un accès de délire, sort, entre chez une mercière, achète un article de 5 sous, et donne une pièce de 10 sous. La mercière ne lui rend que 3 sous, et la malade, s'apercevant de l'erreur, demande qu'on la rectifie. Revenue à elle plus tard, elle n'a aucun souvenir de ce qui s'est passé.

Elle entre chez une amie, qui la laisse seule dans l'appartement; et elle se met à sortir tout le linge de l'armoire, elle le replace, ferme l'armoire à clef et cache la clef ailleurs dans l'appartement; puis elle prend une robe de son amie et la cache entre les matelas du lit; ceci fait, elle quitte la maison et rentre chez elle. Son amie vient lui demander la clef. Elle lui répond par des injures, et lui demande : Où est mon enfant, pourquoi l'avez-vous caché dans l'armoire? Où est Henri? Elle fait allusion à un de ses enfants mort il y a longtemps, et ses crises se terminent souvent ainsi. Elle se figure que l'enfant est encore vivant.

Une aut.e fois, elle sort au moment où la nuit commence à tomber et marche pendant plusieurs heures. Elle revient à elle vers minuit, au milieu des champs, près d'un village loin de Paris.

Elle n'a jamais le moindre souvenir de ce qui s'est passé pendant ses accès, ne se rappelle pas même d'être sortie de chez elle.

En dehors de ses accès de délire, elle ne paraît avoir aucun trouble de l'intelligence. Elle répond bien aux questions qu'on lui pose, s'occupe de son ménage, etc. Elle est souvent triste à cause de la fréquence de ses crises et de la peine que sa maladie fait à son entourage. Elle a même eu l'idée de se suicider.

Elle n'a jamais eu de paralysie, même partielle, et aucun symptôme nerveux en dehors de ceux que nous avons décrits.

Elle porte sur la figure des traces de blessures qu'elle s'est faites dans ses crises.

Traitement. Elle prend depuis plusieurs années le bromure de potassium à hautes doses; il y avait une diminution dans le nombre de ses attaques de 1870 jusqu'à 1876.

Congestion de la rétine et de la papille du nerf optique. Dilatation pupillaire chez les épileptiques.

Il est manifeste que l'examen du fond de l'œil chez les épileptiques pendant la crise doit être toujours difficile et souvent impossible.

Nous ne trouvons dans les auteurs qui traitent de l'épilepsie aucune observation sur l'état de la rétine ou du disque optique pendant la crise; mais M. le docteur Hughlings-Jackson, de l'Hôpital National pour les épileptiques et les paralytiques, de Londres, a publié dans le *Medical-Times and Gazette* (octobre 1863), une note dont nous reproduisons la substance.

Une jeune fille épileptique, qui se mordait la langue dans ses attaques, avait une crise à huit heures du matin. Après la crise elle se plaint de cephalalgie et d'avoir la vue brouillée. « Je l'examine à dix heures trente minutes, sans mettre de l'atropine. Je trouve les veines très-grosses et d'une couleur foncée. Les artères aussi me semblent plus foncées qu'à l'état normal. La papille est hypérémiée. »

La note suivante nous a été communiquée par M. le docteur Galezowski, avec l'observation qui l'accompagne. Les phénomènes observés par lui pendant la crise épileptique sont du même ordre que ceux que M. Hughlings-Jackson a constatés deux heures plus tard chez sa malade. L'expérience de ces deux observateurs est pleinement confirmée dans tous ses détails par celle de M. le docteur Magnan, qui a pu examiner le fond de l'œil chez des chiens, rendus préalablement épileptiques par des injections intra-veineuses d'absinthe. Nous citons des

Archives de Physiologie, 1873, p. 115, le passage où se trouve le récit de ses observations.

Note par M. le docteur Galezowski. — Le docteur Galezowski a eu l'occasion d'examiner plusieurs fois des malades, soit pendant les crises épileptiques, soit immédiatement après. Voici le résultat de ses observations.

Pendant la crise épileptique, la pupille commence à subir des oscillations de dilatation et de contraction. Puis vient une dilatation permanente de la pupille qui dure tout le temps de la crise épileptique. La pupille ne reprend sa forme normale que quelques heures après la disparition de la crise.

L'examen ophthalmoscopique n'est pas toujours facile à faire pendant la crise même ; néanmoins le docteur Galezowski a eu l'occasion de constater plusieurs fois l'état des membranes internes des yeux. Presque toujours on trouve dans ces cas un état congestif très-prononcé des papilles, avec des stases veineuses marquées ; et, ce qui est intéressant à noter, c'est que souvent une papille est beaucoup plus injectée que l'autre, comme on peut s'assurer par l'observation suivante, qui a été recueillie par M. le docteur Galezowski à la Salpétrière, dans le service de M. le docteur Moreau en 1862.

Observation 15. Une jeune fille âgée de 18 ans se trouve dans le service de M. Moreau depuis l'âge de neuf ans. C'est à l'âge de huit ans qu'elle a eu une première attaque épileptique. Six mois après, elle a eu une seconde attaque beaucoup plus grave, qui a été suivie d'une hémiplégie droite incomplète. Depuis, les crises épileptiques se sont multipliées et elle en a une ou deux par mois.

La malade était prise le 28 juillet 1862, d'une crise très-violente pendant la nuit, et, à l'examen ophthalmiscopique fait en présence de M. Moreau, M le docteur Galezowski a pu constater une congestion beaucoup plus forte de la pupille droite que de la gauche ; les veines étaient très-engorgées et par places comme variqueuses. Ayant revu la malade le lendemain, M. Galezowski a pu constater que la différence entre les deux papilles avait disparu et que la teinte était redevenue normale.

D'après M. Magnan[1], il y a une analogie parfaite entre les attaques d'épilepsie franche et les attaques d'épilepsie absinthique. Ses expériences démontrent que « le premier stade de l'attaque absinthique, qui correspond, comme dans toute attaque franche d'épilepsie, à la roideur tétanique des muscles et à la perte de connaissance, s'accompagne instantanément de congestion interne de l'encéphale; il n'y a point de succession entre ces deux ordres de phénomènes, il y a simultanéité; convulsion tonique et congestion cérébrale sont deux faits de même date. »

Expérience. Chien en bonne santé. L'examen ophthalmoscopique fait constater l'état normal du fond de l'œil des deux côtés; les deux pupilles pâles au centre très-faiblement rosées à la périphérie sont enveloppées d'un tapis très-brillant, à nuance verdâtre.

3 heures 35 minutes. Injection par la veine fémorale droite de 0gr,15 d'essence d'absinthe; la respiration exhale aussitôt l'odeur de cette substance. Deux minutes après une première attaque se produit: convulsions toniques suivies au bout de quinze secondes de convulsions cloniques. Pendant l'attaque, les paupières étant maintenues écartées, le fond de l'œil est examiné avec soin du côté droit; avec les convulsions toniques (1er stade) se produit la dilatation de la pupille qui rend facile l'exploration ophthalmoscopique pendant toute la durée de l'attaque. Au moment même des convulsions toniques, les vaisseaux de la papille s'injectent non-seulement les gros vaisseaux du centre et surtout les veines, mais aussi les petits vaisseaux de la périphérie, à peine visibles avant l'attaque, et que l'on voit se dessiner rapidement pendant les convulsions et conserver ensuite la dilatation anormale.

M. Magnan a fait quatre injections à des intervalles de dix à vingt minutes. Chaque injection fut suivie par une ou deux attaques. Pendant la quatrième attaque M. Magnan constate que « le fond de l'œil continue à s'injecter, la pupille est rougeâtre dans sa totalité; les vaisseaux de la périphérie sont turgescents; les grosses veines centrales sont distendues et bosselées, noirâtres par places. »

Pendant les attaques, à la suite de la cinquième injection, M. Magnan trouve que « les veines sont turgescentes, et comme variqueuses, mais on n'aperçoit d'hémorrhagie en aucun point. »

1. Archives de Physiologie, 1873, p. 115.

L'animal est mort à 5 heures 5 minutes. « Immédiatement les vaisseaux du centre de la papille s'affaissent et reprennent un volume qui paraît moindre que celui qu'ils avaient au début de l'expérience; la papille perd sa vive coloration, mais elle conserve une teinte rosée qu'elle n'avait pas à l'état normal.

Élévation de la température chez les épileptiques.

Nous empruntons les observations qui suivent au travail de M. le docteur Bourneville[1], récemment publié.

Ce sont les seules observations sur la température chez les épileptiques, que nous ayons pu recueillir, si nous exceptons celle de M. Lewis (n° 13), qui se trouve parmi les « Congestions de la Peau ».

Nous n'avons pas d'observations personnelles à offrir sur cette partie de notre sujet.

M. Bourneville signale sept cas d'épilepsie à accès isolés, dans lesquels il a trouvé une élévation de la température pendant ou immédiatement après l'accès. Cette élévation n'était que de quelques dixièmes de degrés. M. Bourneville a constaté aussi une élévation de la température dans les crises d'hystéro-épilepsie.

Dans tous les cas d'hystérie que M. Bourneville a observés, la température est restée normale, pendant les crises.

Il a constaté aussi que la température, après s'être déjà élevée pendant l'accès épileptique montait encore d'un ou deux dixièmes, alors que la malade était revenue à elle, par exemple au bout de 20 à 30 minutes. Chez des malades à l'état de mal épileptique, la température s'est élevée rapidement jusqu'à 40 et 41 degrés, ou même davantage.

1. Bourneville, Etudes cliniques et thermométriques sur les maladies du système nerveux, fasc. II.

Voici un résumé des observations de M. Bourneville.

Femme âgée de 32 ans, hémiplégie droite ancienne. Attaques épileptiques. État de mal : Température élevée jusqu'à 40°,9 et après à 42°. Mort.

Autopsie. Lésions anciennes de l'hémisphère gauche. Atrophie des circonvolutions.

Femme âgée de 51 ans. Début de l'épilepsie à quarante-sept ans. Accès suivis de paralysie passagère. État de mal épileptique; élévation de la température jusqu'a 40°. Diminution puis suspension des accès. Retour de la température au chiffre normal. Agitation; symptomes de paralysie et eschares sur les fesses. Rétention d'urine. Nouvelle élévation de la température Coma. Mort (température 41°). *Autopsie :* Injection assez considérable de la pie-mère ganche.

Femme de 27 ans, convulsions à deux ans. Attaques d'épilepsie à quatre ans. État de mal épileptique à viugt-sept ans. Ascension rapide de la température à 41°. Diminution puis cessation des accès, abaissement de la température jusqu'à 37°,7. Nouvel état de mal épileptique; élévation nouvelle de la température jusqu'à 41°. Mort. *Autopsie :* Le pie-mère offre de nombreuses ecchymoses.

Femme âgée de 37 ans. Excès de boisson. Les premiers accès étaient pendant la nuit qui précéda son entrée à l'hôpital. État de mal : élévation rapide de la température jusqu'à 40°,2; paralysie à droite. Cessation des accès. Retour de la température au chiffre normal; guérison de la paralysie. Guérison.

Femme âgée de 43 ans, épilepsie ancienne. Etat de mal épileptique; élévation de la température jusqu'à 39°,7. Guérison.

Femme âgée de 14 ans. Etat de mal : élévation de la température jusqu'à 39°,2. Affaiblissement à droite. Amélioration rapide; retour à la ondition habituelle.

A propos de l'état de mal hystéro-épileptique, M. Bourneville dit : « L'élévation de la température que nous avons constatée dans les attaques isolées d'hystérie épileptiforme pouvait faire supposer « à priori » que la répétition de ces attaques devait produire une augmentation plus ou moins marquée de la température.

Or, maintes fois nous avons pu nous assurer : 1° que, moins d'une heure après la fin de l'attaque, la température était redevenue à peu près normale ; 2° et surtout que chez les malades qui avaient successivement deux, trois, quatre attaques, et même davantage, la température ne dépassait pas sensiblement le chiffre qu'elle atteignait après une seule attaque. Entre ces attaques répétées, formant de petites séries, et l'état de mal hystéro-épileptique complet et prolongé tel que nous l'avons observé chez la malade dont dont nous allons rapporter l'histoire, il y a un accord qui justifie dans une certaine mesure les développements dans lesquels nous entrerons, et qui sans cela seraient assurément aventureux. » Nous donnons un résumé de l'histoire de la maladie dont parle M. Bourneville.

Femme âgée de 21 ans, première attaque hysténique à quinze ans, hémi-anesthésie droite, hyperesthésie ovarienne droite. La compression énergique de la région ovarienne droite suspend momentanément les convulsions. Etat de mal hystéro-épileptique ; deux cents attaques pendant vingt quatre heures. Température la plus élevée (vagin) 38°,5. Disparition de l'état de mal.

CHAPITRE III.

Par quel mécanisme se produisent les différents phénomènes que nous venons d'étudier?

D'après les expériences et les raisonnements des physiologistes qui se sont occupés de l'étude de l'appareil vaso-moteur (Vulpian, Béclard, Claude Bernard, Brown-Séquard, Schiff, Virchow), nous nous croyons autorisé à expliquer tous les phénomènes d'ordre congestif, chez les épileptiques (albuminurie, glycosurie, érythème etc.), par l'hypothèse d'une altération fonctionnelle des nerfs vaso-moteurs. M. Vulpian, pour expliquer les phénomènes congestifs de l'hystérie, admet la probabilité d'une lésion fonctionnelle de ces nerfs. Ne pouvons-nous pas admettre une altération analogue dans les crises épileptiques? Le passage suivant, emprunté au livre du professeur[1], nous permettra de comprendre le rôle qu'il fait jouer à cet appareil dans les phénomènes en question.

« Les modifications des vaisseaux et celles de la température qui ont lieu d'une façon connexe, s'observent non-seulement dans des cas de lésions bien évidentes d'origine traumatique ou morbide de la moelle épinière : elles se produisent encore dans le cours d'affections névrosiques, c'est-à-dire dans des cas où le trouble du fonctionnement

1. Vulpian, Leçons sur l'appareil vaso-moteur, vol. II, p. 454.

médullaire ne paraît pas lié à des altérations reconnaissables des éléments de la moelle. Il n'est pas un médecin qui n'ait vu des faits de ce genre chez les hystériques. » L'auteur parle alors de l'élévation de la température dans les membres paralysés chez les hystériques, avec ou sans exagération de la sécrétion sudorale et rougeur des téguments du même côté.

Pour lui, tous ces phénomènes, comme les phénomènes analogues, qui surviennent chez les hémiplégiques, par lésions cérébrales diverses (Voir chap. I) seraient sous la dépendance d'une modification fonctionnelle des nerfs vaso-moteurs.

Si nous admettons (d'après l'enseignement d'aujourd'hui) que l'appareil vaso-moteur est en relation, par des points nombreux, non-seulement avec le tronc du grand sympathique, mais avec l'axe cérébro-spinal lui-même[1], cet appareil ne devrait pas être exempt des troubles que produit la crise épileptique dans le système nerveux tout entier. Ces troubles se manifestent, comme nous l'avons vu, dans un certain nombre de cas, par des phénomènes congestifs. Si, comme nous supposons, ces phénomènes sont dus à une altération des nerfs vaso-moteurs, de quelle nature serait cette altération?

Ici, nous nous trouvons en présence de deux hypothèses : 1° celle d'une paralysie des nerfs vaso-constricteurs, adoptée par M. Vulpian pour expliquer les congestions chez les hystériques; 2° celle d'une excitation des nerfs vaso-dilatateurs, si nous admettons, avec M. Cl. Bernard et un certain nombre de physiologistes, l'existence de ces nerfs dans toutes les régions du corps.

Si nous acceptons la première hypothèse il est évident

1. Vulpian. Leçons sur l'appareil vaso moteur, I, p. 209 et suiv., II, p. 470.

que nous pouvons admettre, par analogie, dans la crise épileptique, ce que M. Vulpian regarde comme démontré pour la crise hystérique ; c'est-à-dire, une paralysie fugace des nerfs vaso-constricteurs dans une région limitée du corps, paralysie qui serait déterminée par la même cause que l'accès lui-même. Comme conséquence de cette paralysie, il y aurait diminution du tonus vasculaire, augmentation passagère de l'activité circulatoire dans l'organe ou la région affectés, et, selon le siége, congestion des reins et albuminurie, congestion du foie et glycosurie, congestion de la rétine, congestions diverses de la peau.

Nous avons vu que des phénomènes analogues (les congestions localisées) peuvent se produire consécutivement à des lésions du cerveau et de la moelle, de nature variable et de siéges très-divers. Exemple : la polyurie, l'albuminurie et la glycosurie ont suivi : 1° des lésions du quatrième ventricule (observations de M. Liouville, paragraphe 16), observation de M. Levrat-Perroton (citée par Trousseau[1], paragraphe 17); 2° des lésions de la deuxième circonvolution frontale, et de la première circonvolution latérale droite; 3° des foyers sanguins au centre des deux couches optiques; 4° un foyer hémorrhagique occupant les deux tiers inférieurs de la protubérance annulaire (observations de M. Ollivier, paragraphe 8 et suivants[1].)

Nous ne devrions pas nous étonner de voir que l'appareil vaso-moteur, qui est en relation par tant de points avec le système nerveux cérébro-spinal, prenne part aux troubles qui affectent ce dernier ; que ces troubles soient dus à des lésions matérielles, comme les hémorrhagies ou les traumatismes, ou à des lésions fonctionnelles, comme celles de l'épilepsie et de l'hystérie.

1. Cliniques médicales, vol. II, p. 475, 4e édit.

Mais ce n'est pas là tout. Il est vrai que la majorité des phénomènes dont nous traitons sont des phénomènes d'ordre congestif, et peuvent s'expliquer par l'hypothèse d'une paralysie des nerfs vaso-constricteurs dans telle ou telle région. Mais ces phénomènes n'existent pas toujours seuls; à côté d'eux il s'en trouve d'autres que notre hypothèse n'explique pas : la pâleur de la face, par exemple.

Ce phénomène serait évidemment sous la dépendance, non d'une paralysie, mais d'une excitation des nerfs vaso-constricteurs.

Pouvons-nous admettre qu'il y ait, dans la crise épileptique, une modification fonctionnelle de l'appareil vaso-moteur, qui se traduirait tantôt par la paralysie, tantôt par l'excitation des fibres nerveuses qui en émanent, ce qui donnerait lieu à des phénomènes de deux ordres opposés?

M. le professeur Vulpian[1] admet que les centres vaso-moteurs peuvent être mis en jeu d'une façon isolée, et nombre de faits démontrent que les diverses sections de ce système peuvent fonctionner d'une manière indépendante. La rougeur d'une partie limitée du corps, la face, par exemple, peut survenir, soit par l'impression du froid, soit par irritation locale, soit même sous l'influence d'une vive émotion; et cela sans qu'il y ait trace de rougeur ailleurs. Ceci n'est qu'un exemple pris au hasard parmi cent faits semblables. L'indépendance des divers centres de l'appareil vaso-moteur suffirait donc, il nous semble, pour expliquer que des phénomènes de paralysie (phénomènes congestifs) et des phénomènes d'excitation (la pâleur de la face, entre autres) peuvent, chez certains malades, ou se produire ensemble, ou se succéder rapidement, pendant la crise épileptique.

1. Leçons sur l'appareil vaso-moteur, t. II, p. 470.

Nous verrons plus loin que M. le professeur Vulpian attribue la production d'ecchymoses dans la membrane muqueuse stomacale, chez les hémiplégiques, à une excitation des nerfs vaso-constricteurs. Il nous semble légitime d'admettre le même mécanisme de leur production dans la crise épileptique.

Avant de quitter les phénomènes d'excitation, nous devons dire un mot sur deux d'entre eux : la dilatation de la pupille, et l'érection des poils (chair de poule), qui sont évidemment d'un autre ordre que ceux que nous venons de considérer.

Ceux-ci sembleraient dépendre d'une excitation des centres nerveux qui président aux mouvements des fibres lisses. Or ces centres, comme les centres vaso-moteurs, sont liés d'une manière intime avec l'axe cérébro-spinal [1]. Il n'est donc pas surprenant que l'état morbide de cet axe, qui produit la crise épileptique, affecte en même temps des éléments divers du système du grand sympathique.

Jusqu'à présent nous avons laissé complétement de côté l'hypothèse qui ferait dépendre les phénomènes congestifs de l'épilepsie, non d'une paralysie des nerfs vaso-constricteurs, mais d'une excitation des fibres vaso-dilatatrices. D'après M. Vulpian, l'existence de ces nerfs n'a été démontrée jusqu'à présent que pour la langue et la glande sous-maxillaire [2]; et quand même il admettrait la probabilité de leur existence dans toutes les régions du corps, leur action sur les vaisseaux ne serait pas directe, mais aurait lieu par l'intermédiaire des ganglions vaso-moteurs avec lesquels les fibres vaso constrictives sont en relation. L'activité tonique de ces ganglions serait suspendue par l'excitation (réflexe ou directe) des fibres vaso-

1. Béclard, Physiologie, p. 1071.
2. Vulpian, Leçons sur l'appareil vaso-moteur, t. II, p. 466.

dilatatrices, et le tonus des vaisseaux innervés par les fibres vaso-constrictives (qui sont en relation avec les ganglions), venant à cesser, il y aurait dilatation des vaisseaux, non par action directe, mais par action indirecte (dite réflexe) des nerfs vaso-dilatateurs.

L'action des fibres vaso-dilatatrices, qui, pour M. Vulpian, serait une action indirecte (par l'intermédiaire des ganglions), serait pour M. Cl. Bernard[1] une action directe sur les vaisseaux. Les nerfs vaso-dilatateurs seraient en jeu toutes les fois qu'il y aurait suractivité circulatoire, par conséquent toutes les fois qu'il y aurait congestion active, soit par une cause d'origine périphérique, soit par une cause d'origine centrale; et ces nerfs agiraient sur les vaisseaux directement en produisant leur dilatation. Disons que M. Cl. Bernard se trouve en accord avec les professeurs Virchow[2], Longet[3] et Schiff[4] sur ce point. La citation suivante est empruntée aux *Leçons sur le diabète*, où M. Cl. Bernard, ayant décrit les expériences auxquelles nous avons déjà fait allusion dans notre premier chapitre, continue ainsi :

« On a expliqué le diabète artificiel par piqûre, et moi-même j'ai incliné à cette opinion, en supposant une paralysie des nerfs qui rétrécissent d'ordinaire le calibre des vaisseaux. S'il en était ainsi, si la section nerveuse avait pour effet direct la paralysie des vaso-moteurs, le trouble fonctionnel devrait être permanent. Il n'en est rien, et cette observation me paraît plaider victorieusement contre

1. Claude Bernard, Leçons sur le diabète, Revue scientifique, 2e série vol. V.

2. Virchow, (cité par M. Folet), Étude sur la température des parties paralysées, Gaz Hebdom, 1867.

3. Longet, Physiologie, vol. II, p. 202.

4. Schiff, De l'influence de l'action réflexe sur les nerfs vaso-moteurs, Comptes rendus de l'Académie des sciences le 29 septembre 1862.

l'hypothèse, d'une action paralysante. Les paralysies durent nécessairement aussi longtemps que la lésion nerveuse, aussi longtemps que le tissu nerveux n'est pas rétabli dans son intégrité première. Au contraire, l'excitation nerveuse est essentiellement temporaire, elle survit quelque temps à la cause qui l'a déterminée, puis elle s'éteint. Il semble donc que ce soit l'action instantanée de la piqûre du quatrième ventricule et l'irritation résultante qui soient les causes de la suractivité circulatoire et du diabète. L'effet persiste autant que l'irritation. Si l'on renouvelle celle-ci, l'effet reparaît également; on peut ainsi répéter plusieurs fois l'expérience sur le même animal, le rendre diabétique et le laisser revenir successivement à la santé.

« Je résumerai donc mon opinion en disant : Le diabète artificiel est produit par une *excitation* et non par une *paralysie*. Il faut maintenant encore montrer comment l'excitation nerveuse a pu déterminer la suractivité circulatoire du foie, cause première de la glycosurie. C'est un fait général que dans tous les organes, dans toute les glandes, la suractivité fonctionnelle coïncide avec la suractivité circulatoire, en sorte que l'on peut considérer chaque appareil de l'économie dans deux états : dans l'état de repos avec une cuculation appropriée à cet état; dans l'état de fonction, avec une circulation suractivée. Or, ces états sont eux-mêmes sous la dépendance du système nerveux par deux ordres de nerfs : les uns formant le système nerveux vaso-moteur du *repos* appartiennent au grand sympathique : les autres, constituant le système nerveux de la *fonction*, appartiennent à l'appareil cérébro-spinal. Les vaso-moteurs sympathiques sont un frein, un modérateur qui ralentit la circulation locale, atténue la quantité de sang qui pénètre dans l'organe, réduit la rapidité de son cours, et restreint ainsi la nutrition organique. Pour faire entrer l'organe en fonction, les nerfs cérébro-spinaux interviennent, dilatant les conduits, accélérant la circulation, produisant un effet tout contraire aux précédents.

« Les deux systèmes antagonistes ont été particulièrement mis en évidence par mes expériences sur la glande sous-maxillaire. J'ai montré que les filets du grand sympathique règlent la circulation ordinaire, qu'ils président au repos de la glande. Le nerf excitateur qui préside à son activité, vient de l'appareil cérébro-spinal, c'est la corde du tympan.

« Les deux espèces de vaso-moteurs doivent se retrouver dans le foie et dans le rein. Il doit se rencontrer dans ces organes des nerfs qui viennent du grand sympa thique et d'autres qui viennent du centre cérébrospinal. Ici le nerf excitateur, l'analogie de la corde du tympan, celui qui agirait sur le foie pour activer sa fonction et sa circulation et angmenter la productiou du sucre, aurait précisément son point de départ, son origine dans le plancher du quatrième ventricule. Il continuerait son trajet dans l'épaisseur de la moelle jusqu'au niveau de la première vertèbre dorsale, d'où il émergerait pour aller rejoindre le foie. C'est par son intermédiaire que la piqûre du bulbe retentirait sur la glande; son excitation passagère créerait le diabète artificiel passager.

« Le mécanisme du diabète artificiel par le curare est foncièrement identique.

« En résumé, les diabètes artificiels sont produits par excitation et non par paralysie nerveuse. Telle est l'interprétation qui me semble aujourd'hui le plus en rapport avec les faits. »

Si l'excitation nerveuse peut déterminer une suractivité circulatoire dans le foie, on conclut par analogie qu'elle doit pouvoir la déterminer aussi dans tous les organes, et, comme d'ailleurs la suractivité fonctionnelle coïncide avec la suractivité circulatoire, l'excitation nerveuse, qui se traduit par la glycosurie lorsque le plancher du quatrième ventricule est lésé au centre d'origine des fibres vaso-motrices du foie, doit se traduire par l'albuminurie si le centre d'origine des nerfs du rein est atteint ; par la congestion de la peau, des poumons, et ainsi de suite, selon le centre nerveux excité.

Si donc nous acceptons l'hypothèse de l'existence des nerfs vaso-dilatateurs pour toutes les régions du corps, nous pouvons mettre les phénomènes de congestion que nous voyons dans l'épilepsie sur le compte d'une excitation nerveuse de ces fibres, excitation qui porterait sur leurs centres d'origine dans une ou plusieurs sections de l'axe cérébrospinal, et qui serait due à la même cause que l'accès épileptique lui-même.

Avant de quitter la théorie de M. Cl. Bernard, nous devons appeler l'attention de nos lecteurs, sur l'épileptique qui forme le sujet de l'observation n° 7 ; Ce malade a eu à chaque accès nonseulement une nouvelle glycosurie, mais un ralentissement marqué du pouls. Or, nous savons qu'il existe un centre d'origine pour les nerfs qui président à la fonction glycogénique du foie à côté du centre d'origine des nerfs pneumo-gastriques, [1] qui règlent les battements du cœur. Si nous acceptons l'hypothèse de l'existence des nerfs vaso-dilatateurs pour le foie, l'excitation portée sur la région en question devrait produire la dilatation des vaisseaux de cette glande (d'où congestion et glycosurie) et, en même temps, ralentissement du pouls: ce que nous voyons en effet. Nous pouvons rapprocher le

1. Claude Bernard, Leçons sur la physiologie et la pathologie du système nerveux, 1858, t. I, p. 398.

relâchement des tuniques contractiles des vaisseaux (cause de leur dilatation), dn phénomène de relâchement des parois cardiaques, qui serait provoqué par l'excitation du nerf pneumo-gastrique[1].

L'élévation de la température chez les épileptiques peut-elle s'expliquer par l'une ou l'autre des hypothèses que nous venons de considérer? Nous croyons pouvoir répondre affirmativement à cette question. La paralysie des nerfs vaso-constricteurs est admise par MM. les professeurs Gübler[2], Vulpian[3] et Charcot[4], comme la cause probable de l'élévation de la température du côté paralysé chez les hémiplégiques. Elle suffirait, il nous semble, pour expliquer que cette élévation existe aussi dans les crises épileptiques.

Il serait intéressant de rechercher si cette élévation, dans les cas d'épilepsies partielles, ne serait pas bornée au côté ou au membre convulsés.

Il nous reste à considérer quelques objections que l'on pourrait nous faire, relatives au mécanisme de production d'un certain nombre d'accidents parmi ceux sur lesquels ont porté nos observations.

1° On a prétendu que chez les épileptiques les congestions (soit de la peau, soit des viscères, et notamment les taches ecchymotiques) étaient une conséquence de l'asphyxie; qu'elles devaient se produire par le mécanisme suivant : par l'arrêt de la respiration, qui a lieu pendant un certain temps dans la crise épileptique, le sang cesse d'être oxygéné, il circule moins librement dans les poumons, il est refoulé dans le système veineux qui devient

1. Longet, Physiologie, vol. II, p. 203.
2. Cité par Vulpian.
3. Vulpian, Leçons sur l'appareil vaso-moteur, p. 452.
4. Charcot, Comptes rendus de la Société de Biologie, 1868, p. 213.

Bovell.

surchargé, et des congestions ou même des hémorrhagies peuvent être la conséquence de cette surcharge.

Nous n'oserions certainement pas affirmer que la congestion ou l'hémorrhagie ne pourraient jamais être la conséquence de l'asphyxie pendant la crise épileptique; mais il nous semble évident que, dans un certain nombre de cas au moins, c'est par un tout autre mécanisme que ces accidents doivent se produire, et voici pourquoi : s'ils étaient toujours les conséquences de l'asphyxie, ils ne devraient se produire que pendant ou immédiatement après l'arrêt de la respiration. Mais il n'en est pas ainsi dans la grande majorité des cas. Nous les voyons tantôt jouer le rôle d'avant-coureurs de la crise, obs. XII, XIII ; tantôt coïncider avec les convulsions toniques, obs. XV; tantôt ils apparaissent seulement lorsque la crise est complétement finie et que tout semble déjà rentré dans l'ordre, obs. XI.

M. le professeur Vulpian admet le rôle de l'appareil vaso-moteur dans la production d'ecchymoses de la membrane muqueuse stomacale, à la suite de lésions de l'encéphale[1]. Pourquoi donc ne pas l'admettre aussi dans le cas d'ecchymoses liées à un trouble profond de tout l'axe cérébro-spinal?

Nous citons textuellement ci-dessous le passage du livre de M. Vulpian, auquel nous venons de faire allusion.

« Par quel mécanisme se produisent ces ecchymoses, plus ou moins larges? Y a-t-il paralysie vaso-motrice dans la muqueuse gastrique, ou au contraire excitation des nerfs vaso-constricteurs, avec resserrement des petites artères et fluxion rétrograde dans les petites veines et les capillaires correspondants? ou peut-être une action vaso-dilatatrice réflexe?...

1. Leçons sur l'appareil vaso-moteur, p. 445, vol. I.

« Nous croyons que s'il faut choisir entre les différentes hypothèses qui se présentent à l'esprit, pour expliquer, à l'aide de données fournies par la physiologie de l'appareil vaso-moteur, les altérations ecchymotiques dans la membrane muqueuse de l'estomac, c'est à l'idée d'une stase sanguine produite dans cette muqueuse par la constriction des antérioles qu'il faut s'arrêter. On devrait admettre que sous l'influence de cette constriction le vis-à-tergo diminue, ou cesse même, dans les veinules en rapport avec les artérioles resserrées; il y a par suite dans ces points flux sanguin rétrograde, avec diapédèse des globules rouges à travers les parois des capillaires et des veinules; d'où pointillé hémorrhagique, ecchymose, etc. »

M. Brown-Séquard dans son mémoire *Sur la production des ecchymoses*[1], invoque, comme M. Vulpian, l'excitation des nerfs vaso-constricteurs pour expliquer la production de ces hémorrhagies.

2° Une seconde objection qu'on pourrait nous faire est celle-ci: Pourquoi chercher à expliquer l'élévation de la température pendant la crise épileptique par l'action de l'appareil vaso-moteur? Pourquoi ne pas attribuer cette élévation à des contractions musculaires exagérées et prolongées?

Il est vrai qu'il se développe une certaine quantité de chaleur par la contraction musculaire[2]; après un exercice violent la température du corps peut s'élever de 0,5° à 1° au-dessus de la normale[3], et M. Bourneville a démontré[4] que dans les crises épileptiques comme dans les crises hystéro-épileptiques la température peut s'élever de 37°

1. Archives of scientific and practical medicine, 1873.
2. Béclard, Traité élémentaire de physiologie, p. 463.
3. M. Foster, A Text-book of physiology, Londres, 1877.
4. Bourneville, Etudes cliniques et thermométriques sur les maladies du système nerveux, fasc. II.

jusqu'à 38°,3. Mais, dans l'état de mal épileptique elle peut s'élever jusqu'à 41° (nous ne parlons pas des cas qui se terminent par la mort où le chiffre peut être encore plus élevé); tandis que chez les hystéro-épileptiques, même à l'état de mal on ne l'a pas vu dépasser 38°,3. La contraction musculaire n'est pourtant pas moins violente ni moins prolongée chez les hystéro-épileptiques que chez les épileptiques. Il faudrait donc invoquer une autre cause que la contraction musculaire pour expliquer la différence considérable qui existe entre ces deux chiffres. L'on pourrait peut-être admettre que l'appareil vaso-moteur, qui semble prendre part souvent, sinon toujours, aux troubles du système cérébro-spinal dans l'épilepsie, comme dans l'hystérie, serait plus profondément affecté dans la névrose, qui (comme l'observation clinique nous le démontre) altère le plus profondément les centres nerveux qu'elle atteint.

Nous croyons pouvoir tirer les conclusisns suivantes de l'étude que nous venons de faire :

1° Il existe chez les épileptiques un certain nombre d'accidents qu'on peut désigner sous le nom d'*accidents congestifs* (albuminurie, glycosurie, congestions de la peau, ecchymoses, etc.) A côté d'eux on voit se produire d'autres phénomènes (dilatation pupillaire, pâleur de la face, érection des poils), qu'il faut rattacher aux premiers. Comme eux, en effet, ils paraissent être sous la dépendance d'une lésion fonctionnelle du grand sympathique, ou de l'appareil vaso-moteur qui est si intimement lié avec lui.

2° Il existe une analogie entre les accidents congestifs de l'épilepsie et ceux qui s'observent chez des sujets ayant des lésions (traumatiques ou autres) du cerveau ou de la moelle. Cette analogie tient non-seulement à une grande similitude dans les symptômes, mais au mécanisme probable de leur production. A ces deux points de vue, on peut aussi rapprocher ces accidents des phénomènes congestifs de l'hystérie, et de ceux qu'on a provoqués chez les animaux dans des expériences aujourd'hui classiques.

Nous ne saurions retourner cette page sans tâcher de donner une expression, tout imparfaite qu'elle soit, à nos sentiments de reconnaissance envers nos maîtres. C'est à eux que nous devons le prix inestimable d'une éducation scientifique; et l'accueil sympathique et généreux qu'ils nous ont fait, dans l'École et dans les hôpitaux de Paris, restera toujours parmi nos plus charmants souvenirs.

Appelé nous même, dorénavant, à la charge d'un service d'hôpital à Londres, si quelque chose peut soulager la douleur que nous éprouvons à nous séparer de si généreux amis, c'est l'espoir de porter ailleurs les bonnes traditions de notre École, et de prouver, par notre travail à l'étranger, que nous sommes dignes du titre d'élève des hôpitaux de Paris.

BIBLIOGRAPHIE.

BARETY. Comptes rendus de la Société de Biologie, 1874.

BAZIN. De l'albuminurie dans l'épilepsie. Thèse de Paris 1868.

BAUCHET. Glycosurie et polyurie accompagnant les lésions traumatiques de l'encéphale. Thèse d'agrégation, 1860.

BAUDIN. Thèse de Paris, 1855.

BÉCLARD. Traité élémentaire de physiologie 6e édition.

BERNARD. De l'influence du système nerveux sur la composition des urines. Comptes rendus de l'Académie des sciences, 1849.

— Note sur l'influence du grand sympathique sur la chaleur animale. Comptes rendus de l'Académie des sciences, 29 mars 1852.

— Leçons de physiologie expérimentale appliquée à la médecine 1855.

— Leçons sur la physiologie et la pathologie du système nerveux, 1858.

— Comptes rendus de l'Académie des sciences, 1858.

— Leçons sur le diabète. Revue scientifique, 1873.

— Sur les variations de couleur du sang veineux des organes glandulaires suivant leur état de fonction ou de repos. Journal de physiologie de l'homme et des animaux, 1858, p. 241.

BERNUTZ. Nouveau dictionnaire de médecine, 1858. Article « hystérie ».

BOURNEVILLE. Études cliniques et thermométriques sur les maladies du système nerveux, 1872.

BOURNEVILLE et VOULET. De la contraction hystérique permanente.

BRIGHT. Reports of medical cases selected with a view of illustrating the symptoms and cure of disease by a reference to morbid anatomy. London 1831.

BROWN-SÉQUARD. Leçons sur les nerfs vaso-moteurs. 1872.

— On ecchymoses and other effusious of blood caused by a nervous influence. Archives of scientific and practical medicine 1873.

— Lectures on the physiology and pathology of the nervous system, 1860.

BRUNTON. J. Lauder. Lectures on Diabetes British Medical Journal 1874.

Charcot. Leçons sur les maladies du système nerveux.
— Comptes rendus de la Société de Biologie, 1868.
« « 1869.
— Gazette hebdomadaire. 1860.
— « 1867.
— Archives de physiologie normale et pathologique, 1868.
Chatelet. Mémoires et comptes rendus de la Société de médecine de Lyon, 1863.
Chevallier. De la paralysie des nerfs vaso-moteurs dans l'hémiplégie. Thèse de Paris, 1867.
Crossman. Cases of epilepsy with petecthiœ. Medical Times and Gazette, déc. 1876.
Debrou. Gazette des hôpitaux, 1860.
Délusiauve. L'épilepsie.
Desnos. Bulletin et mémoires de la Société médicale des hôpitaux de Paris. T. VI.
Dickinson. On the pathologie and treatment of albuminuria, London, 1866.
Echeverria. On epilepsy, New-York, 1870.
Falret. Théories de l'épilepsie. Archives générales de médecine, 1859.
« « 1862.
Fischer. Sur le diabète consécutif aux traumatismes. Archives générales de médecine, 1862.
Folet. Sur la température dans les parties paralysées. Gazette hebdomadaire, 1867.
Fleischmann. Ueber einige Zufällige Befunde bei Gehirnverletzungen. Jahrbuch für Kinderheilkunde Bd. II. S 283. 1871.
Michael-Foster. Text book of Physiology, London, 1877.
Goolden. Mémoire lu à la Société Harvéienne 1853.
— On diabetes in its relation to brain affections. Lancet, June 1854.
Gubler. Dictionnaire encyclopédique des Sciences médicales. Article Albuminuria. T. II. p. 491. 1865.
— Gazette hebdomadaire, 1856.
Herpin. Diagnostic et traitement de l'épilepsie, 1852.
Huppert. Albuminurie ein Symptom des epileptischen Anfalls, Archive von Virchow 1874 p. 367.
Hughlings-Jackson. On the optic discs after an epileptic fit Medical Times and Gazette Oct. 3. 1863.
Jaccoud. Nouveau dictionnaire de médecine. Article Albuminurie.
— La paraplégie et l'ataxie des mouvements.
Jaquemet. Moniteur des sciences médicales, janvier 1862.
Jordao. Considérations sur un cas de diabète. Thèse de Paris 1857.
Lancereaux. La polyurie. Thèse d'agrégation, 1869.

LARREY. Clinique chirurgicale 1830-1836.

LÉPINE. Sur la cause des ecchymoses du péricrâne dans l'apoplexie. Archives de physiologie normale et pathologique, 1869.

LEUDET. De l'influence des maladies cérébrales sur la production du diabète sucré. Comptes rendus de l'Académie des sciences, 1857.

LEWES. On thermal changes in epilepsy and the status epilepticus. Medical Times and Gazette May, 1876.

LIOUVILLE. Comptes rendus de la Société de Biologie, 1873.

LONGET. Traité de physiologie.

MAGNAN. Bulletin de la Société anatomique, 1864.

— Recherches de physiologie pathologique avec l'alcool et l'essence d'absinthe. Epilepsie. Archives de physiologie, normale et pathologique, 1873.

MARTIN. Des troubles de l'appareil vaso-moteur dans l'hystérie. Thèse de Paris, 1876.

MICHEA. Sur la présence du sucre dans les urines dans les maladies nerveuses. Comptes rendus de l'Académie des sciences, 1851. Annales médico-psychologiques, 1852.

MOUTARD-MARTIN. Gazette des hôpitaux, 1860.

NAVARRE. Des lésions pulmonaires consécutives aux traumatismes du crâne et de l'encéphale. Thèse de Paris, 1876.

OLLIVIER. De l'apoplexie pulmonaire unilatérale dans ses rapports avec l'hémorrhagie cérébrale. Archives générales de médecine 1873.

— De la congestion et de l'apoplexie rénales dans leurs rapports avec l'hémorrhagie cérébrale. Archives générales de médecine 1874.

— Études sur certaines modifications dans la sécrétion urinaire consécutives à l'hémorrhagie cérébrale. Gazette hebdomadaire de médecine et de chirurgie, 1875.

— De la polyurie et des variations de la quantité de l'urée à la suite de l'hémorrhagie cérébrale. Archives de physiologie normale et pathologique, 1876.

PARROT. Étude sur la sueur de sang et les hémorrhagies névropathiques. Gazette hebdomadaire, 1859.

POITEAU. Des lésions de la portion cervicale du grand sympathique. Thèse de Paris, 1869.

PLAGGE. Archive für Pathologie, anatomische und physiologische, 1859.

RAYER. Union médicale, 1859.

RUSSELL-REYNOLDS. Epilepsy. Its symptoms, etc. London, 1861.

REYNOSO. Sur la production du sucre dans les urines. Comptes rendus de l'Académie des sciences, 1851.

ROBERTS. A practical treatise on urinary and renal diseases, London 1865.
SAILLY. Thèse de Paris, 1861.
SCHIFF. De vi motoria baseos encephali. Bockenhemii, 1845.
— Leçons sur la physiologie de la digestion.
— Archives de Tubingue, 1851.
— De l'influence de l'action réflexe sur les nerfs vaso moteurs. Comptes rendus de l'Académie des sciences, 1861.
— Lezioni di fisiologia sperimentale sul systema nevroso encefalico. Firenze, 2e edition, 1873.
SIEVEKING. On epilepsy and epileptiform seizures, London 1861.
SZOKALKSI. Union médicale, 1853.
SEYFERT. Dublin. Qarterly Journal of Medecine, 1854.
TODD. Medical Times and Gazette, May 25, 1858.
TROUSSEAU. Clinique médicale 4e édition.
VOISIN. Nouveau dictionnaire de médicine, article « épilepsie ».
VULPIAN. Leçons sur l'appareil vaso-moteur, 1875.
— Recherches expérimentales relatives aux effets des lésions du quatrième ventricule. Comptes rendus de la Société de Biologie, 1867.
WUNDERLICH. De la température dans les maladies. Traduction française.

TABLE

A. Parent, imprimeur de la Faculté de Médecine, 31, rue Monsieur-le-Prince, à Paris.

www.ingramcontent.com/pod-product-compliance
Ingram Content Group UK Ltd.
Pitfield, Milton Keynes, MK11 3LW, UK
UKHW021615260726
13994UKWH00003B/1008

9 782329 118154